肖　炜◎主审

张东淑◎主编

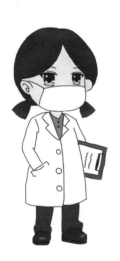

用思维导图学中医

穴位治疗常见病

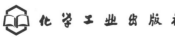
化学工业出版社

·北京·

内容简介

本书借助现代化学习工具思维导图与全新阅读模式现代纸书体系，首先根据每节涉及的概念和重点知识，拟定案例与问题；然后利用思维导图以图像＋分支＋关键词等多种形式表述中医经穴理论知识与临证应用的重难点知识及联系，帮助读者搭建逻辑清晰的诊疗知识框架，并图示重点穴位知识；接着通过疾病鉴别诊断进一步扩充读者知识量；最后留课后作业，引导读者学以致用；现代纸书体系提供线上衍生资源，丰富读者阅读情境与体验，满足多元化学习需求。

本书适用于中医、中西医结合、针灸推拿专业的学生，中医、中西医结合临床医师及从业者，以及中医爱好者。

图书在版编目（CIP）数据

用思维导图学中医：穴位治疗常见病/张东淑主编.
—北京：化学工业出版社，2021.10（2024.6 重印）
ISBN 978-7-122-39556-6

Ⅰ.①用…　Ⅱ.①张…　Ⅲ.①常见病-穴位疗法
Ⅳ.①R245.9

中国版本图书馆CIP数据核字（2021）第140307号

责任编辑：邱飞婵　满孝涵　　　　　　　文字编辑：李　平　陈小滔
责任校对：宋　玮　　　　　　　　　　　装帧设计：史利平

出版发行：化学工业出版社（北京市东城区青年湖南街13号　邮政编码100011）
印　　装：北京新华印刷有限公司
787mm×1092mm　1/16　印张12¼　字数300千字　2024年6月北京第1版第3次印刷

购书咨询：010-64518888　　　　　　　售后服务：010-64518899
网　　址：http://www.cip.com.cn
凡购买本书，如有缺损质量问题，本社销售中心负责调换。

定　　价：59.80元

编写人员名单

主　编　张东淑

副主编　张　湘　郑俭英　廖诗敏

主　审　肖　炜

编　者　（以姓氏笔画为序）

王娇瑞　石　佳　刘　晨　刘建东　刘蒙琦　闫雪昆

李成良　杨淑璇　张　仪　张　湘　张东淑　陈秀君

陈翠圆　林　蓉　郑俭英　赵　欢　姜杰程　黄晋权

曹雨阁　符凯燕　曾智文　曾静怡　廖诗敏　魏梦冰

前　言

党的"十八大"以来，习近平总书记对中医药工作做出了一系列重要论述，聚焦促进中医药传承创新发展这个时代课题，中医药振兴发展迎来了天时、地利、人和的大好时机。2019年底突如其来的新型冠状病毒肺炎疫情中，中医药发挥独特作用与优势使其再次备受瞩目。

思维导图由英国"记忆力之父"Tony Buzan在20世纪60年代提出，是一种全新的现代化思维模式与学习工具，是"打开大脑潜力的万能钥匙"。其主要优点在于具有层次性，将知识内容进行有效的整合分析，通过符号、图形等形式进行表现；同时也拥有多个知识枝丫，充分激发读者的发散性思维。中医理论知识众多，对记忆要求较高增加了科普的难度，运用思维导图模式，能够将中医抽象的知识点以图像的方式形象生动地表现出来，帮助读者在深入了解知识的基础上进行阅读识记；此外，中医药是实践性很强的应用学科，必须遵循一定的逻辑性思维，思维导图注重对逻辑思维能力的培养和提高，引导读者融会贯通、学以致用。

如何将纸书的深度阅读及手机碎片化阅读完美结合，这也是"互联网＋"时代满足读者多元化阅读需求对中医药科普作品提出的挑战。现代纸书通过在传统纸质书刊上印二维码，配套线上衍生内容资源与服务，读者在阅读纸质书刊的过程中，可以扫码享用视频、习题与实时交互等深度阅读内容或增值服务。

本书借助现代化学习工具思维导图与全新阅读模式现代纸书体系，主要内容与特点如下：

① **运用思维导图提高记忆能力与培养创新思维：**中医经穴理论知识与临证应用具有大量需要记忆的内容，本书借助现代化学习工具思维导图，运用图像、色彩、分支、关键词等多种形式，将中医经穴理论知识与临证应用，以层次清晰的思维导图帮助读者搭建逻辑清晰的诊疗知识框架。以图导记，借图促思，大大提高读者形象思维和记忆能力，培养读者发散与创造性思维。

② **采用全新阅读模式现代纸书满足多元化学习需求：**现代纸书体系与笔

者主持的国家级在线开放课程《针灸百日通》中丰富的视频、习题、课件等线上资源，提供线上衍生资源与交互功能，丰富读者阅读情境与体验，满足其多元化学习需求。

③ **体例设计新颖，激发读者阅读兴趣：**章节体例设计包括"课前导读、案例实战、加油站、课后作业"等，首先根据每节涉及的概念与重点难点知识，拟定案例与问题，用开放性问题引导读者寻求带有个人见解的答案；然后利用思维导图逻辑清晰、层次分明地表述重点难点知识及其联系，并图示重点穴位知识；接着通过疾病鉴别诊断进一步扩充读者知识量；最后留课后作业引导读者学以致用，使读者享受个性化、定制化的知识输入。

本书适用于中医、中西医结合、针灸推拿专业的学生，中医、中西医结合临床医师及从业者，以及中医爱好者。

书将付梓，衷心感谢编委们的辛勤工作，群策群力，感谢所有做出贡献的同道朋友，感谢本书写作过程中提供协作的南方医科大学的学子们！

由于编写能力有限，书中遗漏之处在所难免，恳请广大读者和同仁批评指正！

南方医科大学中医药学院针灸教研室　张东淑
2021 年 7 月于广州

本书使用说明

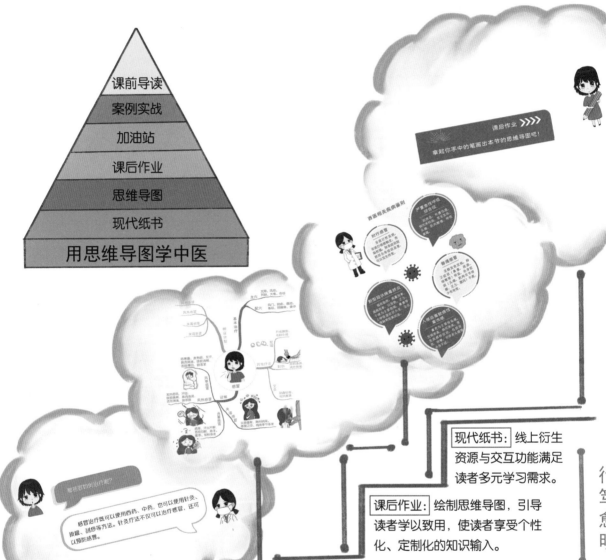

课前导读
案例实战
加油站
课后作业
思维导图
现代纸书

用思维导图学中医

现代纸书：线上衍生资源与交互功能满足读者多元学习需求。

课后作业：绘制思维导图，引导读者学以致用，使读者享受个性化、定制化的知识输入。

加油站：通过疾病鉴别诊断进一步扩充读者知识量。

案例实战：利用思维导图以图像+分支+关键词表述重难点知识及联系，帮助读者搭建逻辑清晰的诊疗知识框架，以图导记，以图促思。

课前导读：根据每节涉及的概念和重点知识，拟定案例与问题，用开放性问题引导读者寻求带有个人见解的答案。

行笃愈明

知明行笃

目·录

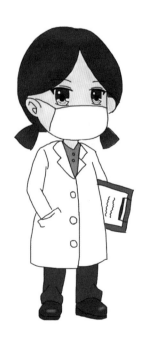

第一阶段

知明行笃——
穴位治疗常见病思维导图

第 1 章

—呼—吸的学问——
呼吸系统病证

感冒

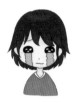 ## 课前导读

医生您好！我这两天感觉鼻子不通，打喷嚏、流鼻涕，喉咙干痒，是感冒了吗？

是的，根据您描述的症状有可能是感冒，感冒一般还会有头痛、怕冷等症状，严重者会出现发热、全身不适（如肌肉关节疼痛、乏力、腹泻等）。感冒四季均可发病，冬春季节气候变化时尤其常见。

听说最近有流行性感冒，怎么判断属于普通感冒还是流行性感冒呢？

流行性感冒暴发时期非常有必要辨别普通感冒与流行性感冒。一般来讲，普通感冒具有散在发作，鼻塞、流涕、咳嗽等症状重，全身症状（如头痛、肌肉关节疼痛、乏力、腹泻等）轻的表现，而流行性感冒则相反。

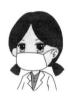

那感冒如何治疗呢？

感冒治疗既可以使用西药、中药，也可以使用针灸、拔罐、刮痧等方法。针灸疗法不仅可以治疗感冒，还可以预防感冒。

案例实战

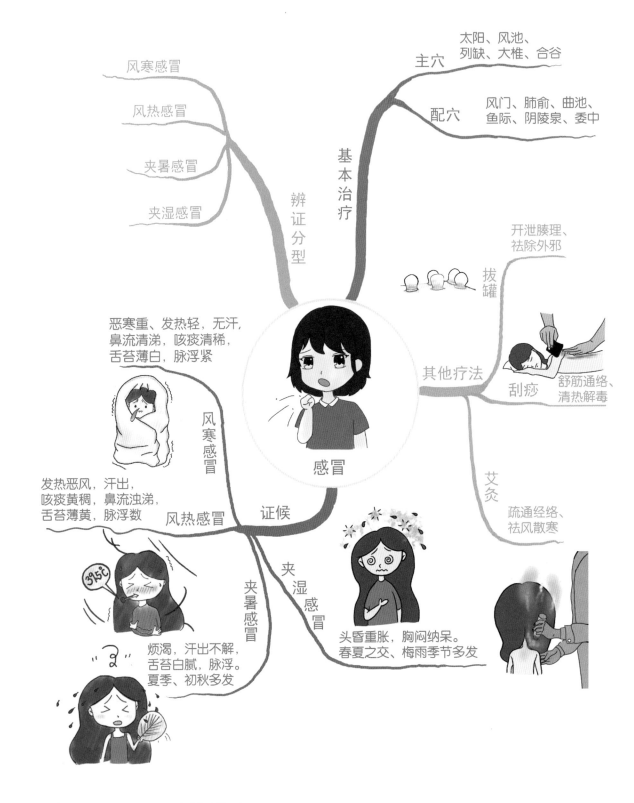

辨证分型
- 风寒感冒
- 风热感冒
- 夹暑感冒
- 夹湿感冒

基本治疗
- 主穴：太阳、风池、列缺、大椎、合谷
- 配穴：风门、肺俞、曲池、鱼际、阴陵泉、委中

其他疗法
- 拔罐：开泄腠理、祛除外邪
- 刮痧：舒筋通络、清热解毒
- 艾灸：疏通经络、祛风散寒

证候
- 风寒感冒：恶寒重、发热轻，无汗，鼻流清涕，咳痰清稀，舌苔薄白，脉浮紧
- 风热感冒：发热恶风，汗出，咳痰黄稠，鼻流浊涕，舌苔薄黄，脉浮数
- 夹暑感冒：烦渴，汗出不解，舌苔白腻，脉浮。夏季、初秋多发
- 夹湿感冒：头昏重胀，胸闷纳呆。春夏之交、梅雨季节多发

感冒

39.5℃

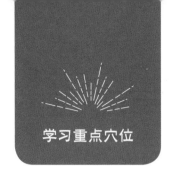

扫码获取
· 穴位详解
· 手法示范
· 专题知识

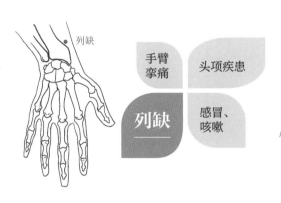

列缺
手臂挛痛
头项疾患
感冒、咳嗽

头项疾患要穴

【定位】在前臂桡侧缘，桡骨茎突上方，腕横纹上 1.5 寸。

【手法】向上斜刺 0.5 ~ 0.8 寸。

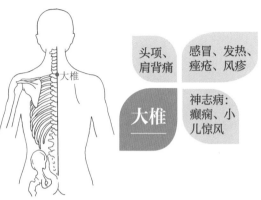

大椎
头项、肩背痛
感冒、发热、痤疮、风疹
神志病：癫痫、小儿惊风

治疗感冒要穴

【定位】在后正中线上，第 7 颈椎棘突下凹陷中。

【手法】斜刺 0.5 ~ 1 寸。

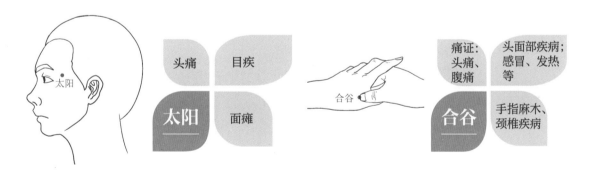

太阳
头痛
目疾
面瘫

清利头目要穴

【定位】眉梢与目外眦之间，向后约一横指的凹陷处。

【手法】直刺或斜刺 0.3 ~ 0.5 寸或点刺出血。

合谷
痛证：头痛、腹痛
头面部疾病；感冒、发热等
手指麻木、颈椎疾病

面口疾患要穴

【定位】第 1 掌骨与第 2 掌骨之间，当第 2 掌骨桡侧的中点处。

【手法】直刺 0.5 ~ 1 寸，孕妇禁针。

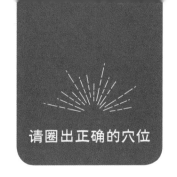

请圈出正确的穴位

扫码获取
· 穴位答案
· 拓展资料

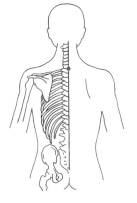

肾俞
大椎
定喘

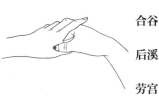

合谷
后溪
劳宫

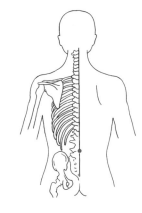

膈俞
腰阳关
脾俞

气海
膻中
关元

太溪
太阳
隐白

曲池
胃俞
条口

列缺
合谷
四白

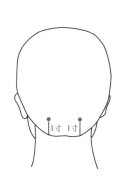

1寸 1寸

风门
风池
曲池

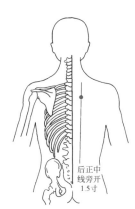

后正中
线旁开
1.5寸

膈俞
肾俞
肺俞

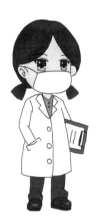

加油站

西医相关疾病鉴别

时行感冒

呈流行性发病，有流行病接触史，传染性强，肺系症状较轻而全身症状显著，可以发生传变。

严重急性呼吸综合征

起病急，传播迅速，病死率较高，常见发热、头痛、肌肉酸痛、呼吸衰竭。

新型冠状病毒肺炎

强传染性、高暴发率、高病死率，以发热、乏力、干咳为主要表现，鼻塞等上呼吸道症状少见，会出现缺氧低氧状态。

普通感冒

呈散发性发病，肺卫症状（鼻塞、流涕、咳嗽等）明显，全身症状（头痛、肌肉关节疼痛、乏力、腹泻）不重，少有传变。

人感染高致病性禽流感

禽类为主要传染源，发病率高、病死率高。常见流感样症状，包括发热、咳嗽，可伴有头痛等全身不适。

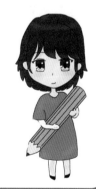

课后作业 >>>>

拿起你手中的笔画出本节的思维导图吧！

② 咳嗽

 ## 课前导读

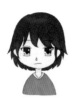

医生，我最近喉咙痛，经常咳嗽、咳黄痰，该怎么办呢？

这可能是感受外邪引起的风热咳嗽。风热咳嗽还可伴有汗出恶风、鼻流黄涕、发热口渴等症状。

咳嗽有几种类型呢？

咳嗽可由外感或内伤引起，分为外感咳嗽和内伤咳嗽，外感咳嗽较为常见。外受风寒会引起风寒咳嗽，并出现咽痒、痰稀薄色白、鼻流清涕等寒象，风热咳嗽则有咽痛、咳痰黄稠、鼻流黄涕等热象。

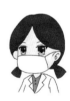

咳嗽有什么治疗的好方法吗？

咳嗽可选用针灸治疗或服中药调理。此外，还可尝试拔火罐，有不错的效果。

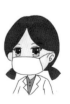

案例实战

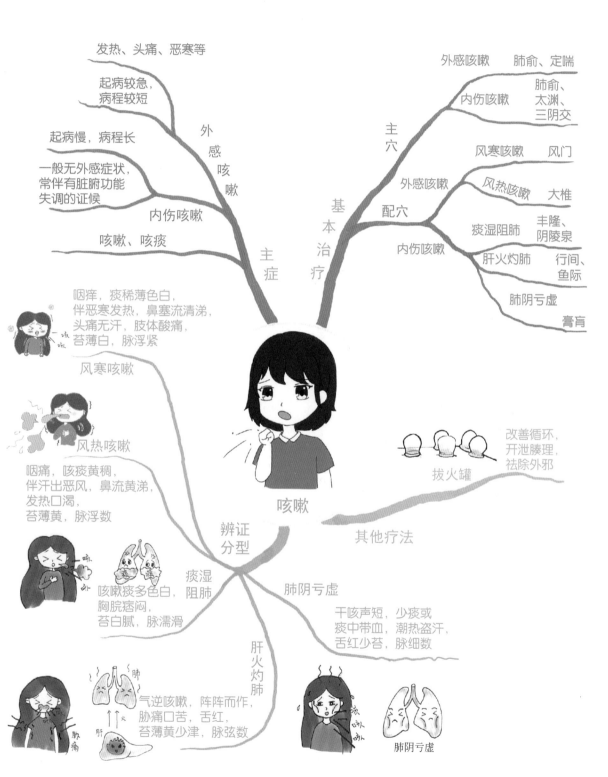

发热、头痛、恶寒等

起病较急，病程较短

起病慢，病程长

一般无外感症状，常伴有脏腑功能失调的证候

外感咳嗽

内伤咳嗽

咳嗽、咳痰

主症

主穴

外感咳嗽 肺俞、定喘

内伤咳嗽 肺俞、太渊、三阴交

配穴

外感咳嗽

风寒咳嗽 风门

风热咳嗽 大椎

痰湿阻肺 丰隆、阴陵泉

肝火灼肺 行间、鱼际

肺阴亏虚 膏肓

内伤咳嗽

基本治疗

咽痒，痰稀薄色白，伴恶寒发热，鼻塞流清涕，头痛无汗，肢体酸痛，苔薄白，脉浮紧

风寒咳嗽

风热咳嗽

咽痛，咳痰黄稠，伴汗出恶风，鼻流黄涕，发热口渴，苔薄黄，脉浮数

改善循环，开泄腠理，祛除外邪

拔火罐

其他疗法

辨证分型

痰湿阻肺

咳嗽痰多色白，胸脘痞闷，苔白腻，脉濡滑

肺阴亏虚

干咳声短，少痰或痰中带血，潮热盗汗，舌红少苔，脉细数

肝火灼肺

气逆咳嗽，阵阵而作，胁痛口苦，舌红，苔薄黄少津，脉弦数

肺阴亏虚

咳嗽

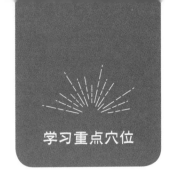

学习重点穴位

扫码获取
· 穴位详解
· 手法示范
· 专题知识

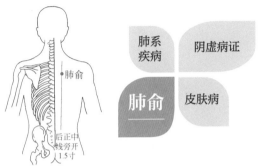

肺系疾病 | 阴虚病证

肺俞 | 皮肤病

善治肺脏疾患及其相关组织器官病变

【定位】在脊柱区，第3胸椎棘突下，后正中线旁开1.5寸。

【手法】斜刺0.5～0.8寸。

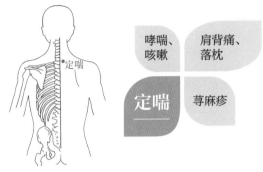

哮喘、咳嗽 | 肩背痛、落枕

定喘 | 荨麻疹

止咳平喘要穴

【定位】在脊柱区，横平第7颈椎棘突下，后正中线旁开0.5寸处。

【手法】直刺0.5～0.8寸。

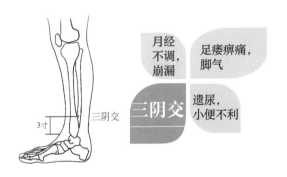

月经不调，崩漏 | 足痿痹痛，脚气

三阴交 | 遗尿，小便不利

妇科病证要穴

【定位】小腿内侧，内踝尖上3寸，胫骨内侧缘后方。

【手法】直刺1～1.5寸。孕妇禁针。

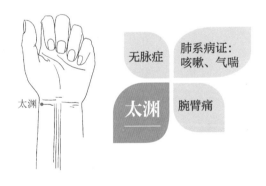

无脉症 | 肺系病证：咳嗽、气喘

太渊 | 腕臂痛

补肺平喘要穴

【定位】腕前区，桡骨茎突与舟状骨之间，拇长展肌腱尺侧凹陷中。

【手法】避开桡动脉，直刺0.3～0.5寸。

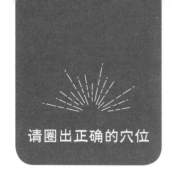

请圈出正确的穴位

扫码获取
· 穴位答案
· 拓展资料

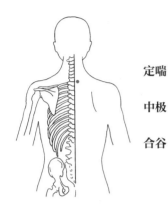

定喘
中极
合谷

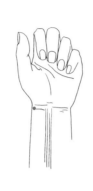

膈俞
太渊
足三里

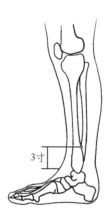

3寸

阳陵泉
三阴交
太溪

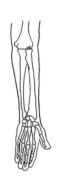

太阳
尺泽
后溪

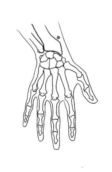

脾俞
列缺
商阳

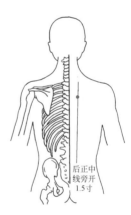

后正中
线旁开
1.5寸

肺俞
肾俞
脾俞

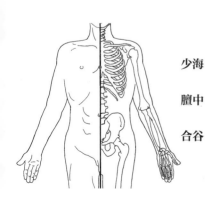

少海
膻中
合谷

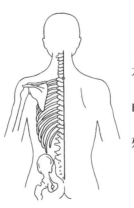

大椎
曲泽
列缺

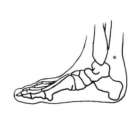

膈俞
太溪
极泉

加油站

咳嗽的拔罐治疗

拔火罐有负压、温热作用。火罐的负压作用可使局部毛细血管扩张、充血，从而起到促进局部血液循环、开泄腠理、祛除外邪的效果；温热作用则可温通经络、祛风散寒，使感冒后期未散尽之邪尽快发散，还可加快肺中痰液的吸收和排出。可用闪罐法进行拔罐，留罐 8 ~ 10min（年龄较小的小儿罐内负压宜小，负压过大易伤患儿皮肤），小儿也可采用闪罐法，每日 1 次，3 ~ 5 次为 1 个疗程。另外，背部有疖肿等感染时不宜行拔罐治疗；天气寒冷时，要提高房间内温度再行治疗。

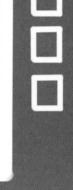

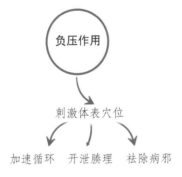

负压作用 → 刺激体表穴位 → 加速循环　开泄腠理　祛除病邪

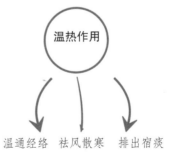

温热作用 → 温通经络　祛风散寒　排出宿痰

课后作业 ▶▶▶▶

拿起你手中的笔画出本节的思维导图吧！

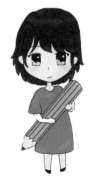

3 哮喘

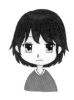
课前导读

医生您好！我有哮喘病史，现在好点了，但胸口有时还会很烦闷，喘不上气。

您这情况属于哮喘缓解期症状，哮喘发作期还可能出现咳嗽、咳痰，严重者有呼吸困难等表现。

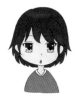
那哮喘要怎么治疗呢？

哮喘发作期与缓解期需要采用不同的治疗方案，选取不同的穴位处方。若病情反复发作，还可使用天灸、穴位埋线与自血疗法等加强疗效。
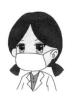

案例实战

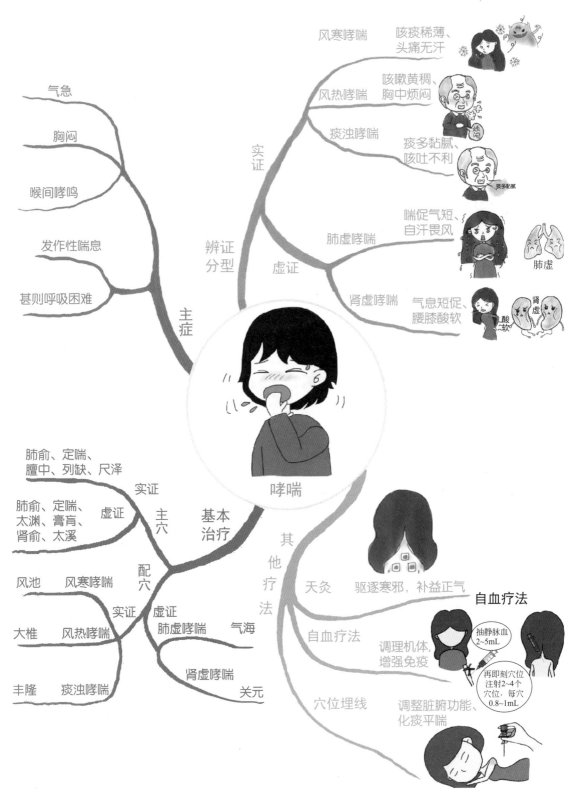

风寒哮喘 — 咳痰稀薄、头痛无汗

风热哮喘 — 咳嗽黄稠、胸中烦闷

痰浊哮喘 — 痰多黏腻、咳吐不利

肺虚哮喘 — 喘促气短、自汗畏风

肺虚

肾虚哮喘 — 气息短促、腰膝酸软

肾虚 酸软

实证

虚证

辨证分型

气急

胸闷

喉间哮鸣

发作性喘息

甚则呼吸困难

主症

哮喘

实证 — 肺俞、定喘、膻中、列缺、尺泽

虚证 — 肺俞、定喘、太渊、膏肓、肾俞、太溪

主穴

风池 — 风寒哮喘

大椎 — 风热哮喘

丰隆 — 痰浊哮喘

实证

虚证
肺虚哮喘 — 气海

肾虚哮喘 — 关元

配穴

基本治疗

其他疗法

天灸 — 驱逐寒邪，补益正气

自血疗法 — 调理机体，增强免疫

穴位埋线 — 调整脏腑功能、化痰平喘

自血疗法

抽静脉血 2~5mL

再即刻穴位注射2~4个穴位，每穴0.8~1mL

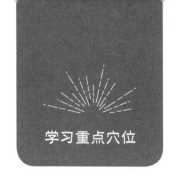

学习重点穴位

扫码获取
· 穴位详解
· 手法示范
· 专题知识

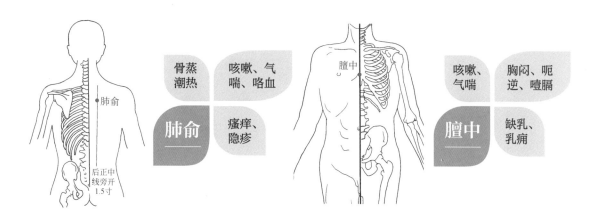

肺俞

骨蒸潮热

咳嗽、气喘、咯血

瘙痒、隐疹

膻中

咳嗽、气喘

胸闷、呃逆、噎膈

缺乳、乳痈

善治肺脏疾患及其相关组织器官病变

【定位】在脊柱区，第3胸椎棘突下，后正中线旁开1.5寸。

【手法】斜刺0.5～0.8寸。

宽胸理气要穴

【定位】在胸部，前正中线上，平第4肋间，两乳头连线的中点。

【手法】平刺0.3～0.5寸。

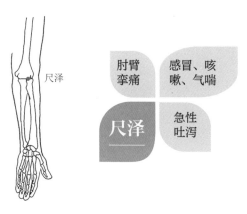

尺泽

肘臂挛痛

感冒、咳嗽、气喘

急性吐泻

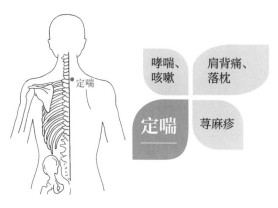

定喘

哮喘、咳嗽

肩背痛、落枕

荨麻疹

治疗肺经实证要穴

【定位】肘横纹中，肱二头肌腱桡侧缘凹陷处。

【手法】直刺0.8～1.2寸。

止咳平喘要穴

【定位】在脊柱区，横平第7颈椎棘突下，后正中线旁开0.5寸处。

【手法】直刺0.5～0.8寸。

扫码获取
· 穴位答案
· 拓展资料

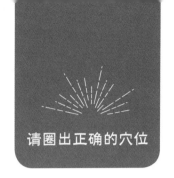

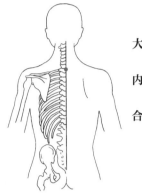
大椎
内关
合谷

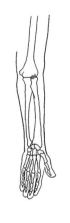
太溪
风门
尺泽

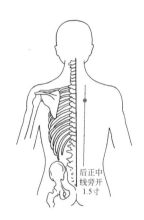
外关
肺俞
曲池

后正中
线旁开
1.5寸

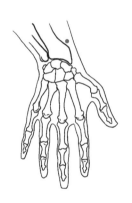
列缺
百会
风池

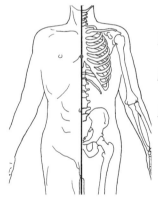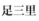
尺泽
膻中
足三里

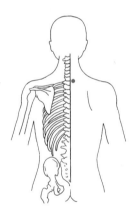
关元
定喘
迎香

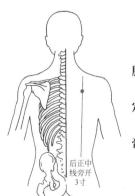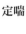
肺俞
定喘
膏肓

后正中
线旁开
3寸

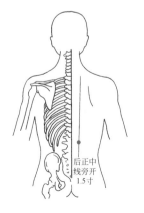
肾俞
风府
劳宫

后正中
线旁开
1.5寸

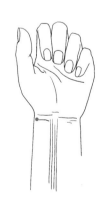
太渊
太阳
极泉

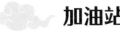

加油站

西医相关疾病鉴别

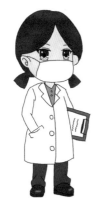

**哮喘
鉴别诊断**

新型冠状病毒肺炎

发热、乏力、干咳，逐渐出现呼吸困难，无哮鸣音。

**慢性喘息性
支气管炎**

常见于中老年人，寒冷季节易发，呼吸道感染时加重。长期咳嗽、咳痰伴喘息。

心源性哮喘

见于有心脏病史的患者，常见夜间发作，夜间阵发性呼吸困难，咳粉红色泡沫样痰。

支气管哮喘

常见于儿童或青年，春秋季易发，吸入物、食物等过敏原诱发。来去快、呼气性困难，发作停止后如常人。

课后作业 ＞＞＞＞

拿起你手中的笔画出本节的思维导图吧！

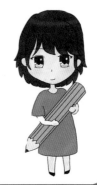

第2章

胃肠疾病面面观——消化系统病证

胃痛

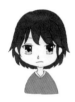**课前导读**

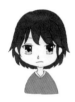
医生，我昨晚上胃痛，现在还隐隐的痛，去年做过检查有慢性胃炎，昨晚喝了些冰镇啤酒，吃了些辣的东西，晚上睡觉时就开始痛了。

上腹部这个位置是吗？之前也有过类似的情况是吗？还有没有其他症状，比如恶心、嗳气这些？

去年也有过，吃饭不规律就会痛，一开始不严重就没有治疗，自己用暖水袋暖下会好些，也会有嗳气，特别是刚吃完饭，还有手脚发冷，没力气。

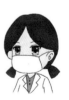
我看您的情况与脾胃虚寒有关，可以采用艾灸的方法治疗。

案例实战

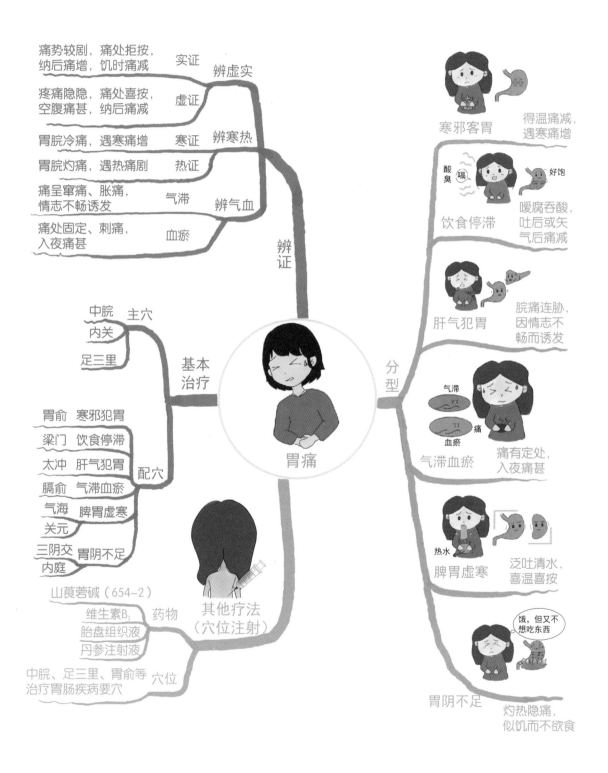

痛势较剧，痛处拒按，纳后痛增，饥时痛减 — 实证 — 辨虚实

疼痛隐隐，痛处喜按，空腹痛甚，纳后痛减 — 虚证

胃脘冷痛，遇寒痛增 — 寒证 — 辨寒热

胃脘灼痛，遇热痛剧 — 热证

痛呈窜痛、胀痛，情志不畅诱发 — 气滞 — 辨气血

痛处固定、刺痛，入夜痛甚 — 血瘀

辨证

中脘 — 主穴
内关
足三里
— 基本治疗

胃俞 寒邪犯胃
梁门 饮食停滞
太冲 肝气犯胃
膈俞 气滞血瘀
气海 脾胃虚寒
关元
三阴交 胃阴不足
内庭
— 配穴

山莨菪碱（654-2）
维生素B₁
胎盘组织液
丹参注射液
— 药物
其他疗法（穴位注射）

中脘、足三里、胃俞等治疗胃肠疾病要穴 — 穴位

胃痛

分型

寒邪客胃 — 得温痛减，遇寒痛增

饮食停滞 — 酸臭 嗝 好饱 — 嗳腐吞酸，吐后或矢气后痛减

肝气犯胃 — 脘痛连胁，因情志不畅而诱发

气滞血瘀 — 气滞 痛 血瘀 — 痛有定处，入夜痛甚

脾胃虚寒 — 热水 — 泛吐清水，喜温喜按

胃阴不足 — 饿，但又不想吃东西 — 灼热隐痛，似饥而不欲食

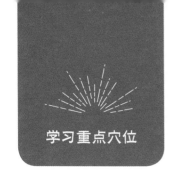

学习重点穴位

扫码获取
· 穴位详解
· 手法示范
· 专题知识

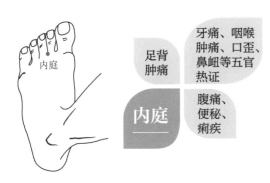

足背肿痛

牙痛、咽喉肿痛、口歪、鼻衄等五官热证

内庭

腹痛、便秘、痢疾

清泻胃火要穴

【定位】足背，第2、3趾间，趾蹼缘后方赤白肉际处。

【手法】直刺或斜刺0.5～0.8寸。

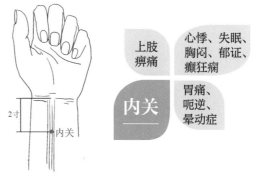

上肢痹痛

心悸、失眠、胸闷、郁证、癫狂痫

内关

胃痛、呃逆、晕动症

胃、心、胸疾病要穴；神志病要穴

【定位】前臂掌侧，腕横纹上2寸，掌长肌腱与桡侧腕屈肌腱之间。

【手法】直刺0.5～1寸。

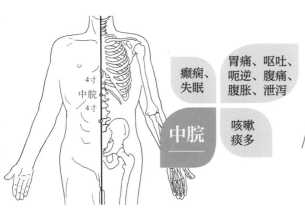

癫痫、失眠

胃痛、呕吐、呃逆、腹痛、腹胀、泄泻

中脘

咳嗽痰多

脾胃病证要穴

【定位】在上腹部，前正中线上，当脐中上4寸。

【手法】直刺1～1.5寸。

胃脘痛、呕吐、腹胀、肠鸣等胃肠疾患

胃俞

补益胃气要穴

【定位】在脊柱区，第12胸椎棘突下，后正中线旁开1.5寸。

【手法】斜刺0.5～0.8寸。

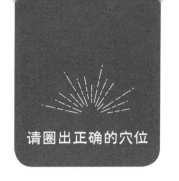

请圈出正确的穴位

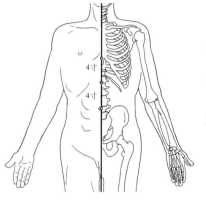

关元

中脘

天枢

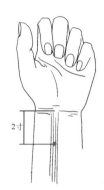

内关

列缺

合谷

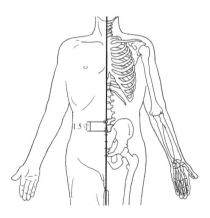

血海

气海

梁丘

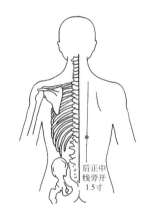

脾俞

胃俞

肾俞

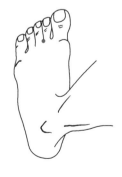

内庭

内关

大敦

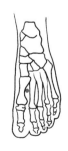

太冲

行间

太渊

加油站

西医相关疾病鉴别

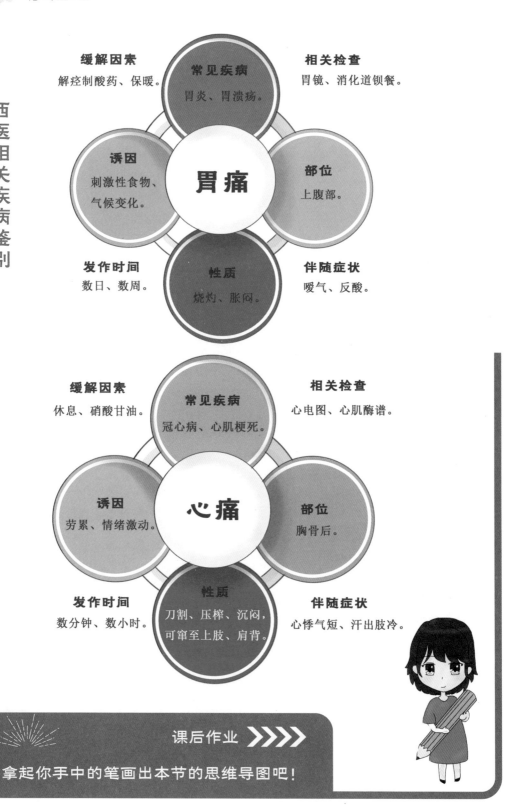

缓解因素
解痉制酸药、保暖。

常见疾病
胃炎、胃溃疡。

相关检查
胃镜、消化道钡餐。

诱因
刺激性食物、气候变化。

胃痛

部位
上腹部。

发作时间
数日、数周。

性质
烧灼、胀闷。

伴随症状
嗳气、反酸。

缓解因素
休息、硝酸甘油。

常见疾病
冠心病、心肌梗死。

相关检查
心电图、心肌酶谱。

诱因
劳累、情绪激动。

心痛

部位
胸骨后。

发作时间
数分钟、数小时。

性质
刀割、压榨、沉闷，可窜至上肢、肩背。

伴随症状
心悸气短、汗出肢冷。

课后作业 >>>>>
拿起你手中的笔画出本节的思维导图吧！

呕吐

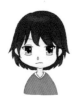 ## 课前导读

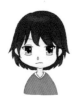

> 医生,我现在怀孕10周多,这几天特别恶心想吐,吃不下东西,精神也不好,去妇科医生说可以到针灸科进行治疗。

> 妊娠呕吐我们一般不建议针刺治疗,可以采用耳穴贴压,刺激量较小,效果也不错,而且可以在恶心欲吐的时候自行按压刺激,加强疗效。

> 好的,对胎儿没有影响是吗?

> 耳穴贴压疗法安全无副作用,比较适合孕妇使用。

> 饮食方面有需要注意的吗,比如什么该吃,什么不该吃?

> 饮食方面要注意少吃辛辣刺激性食物,并注意主动调节情绪,过于紧张和焦虑容易加重病情。

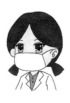

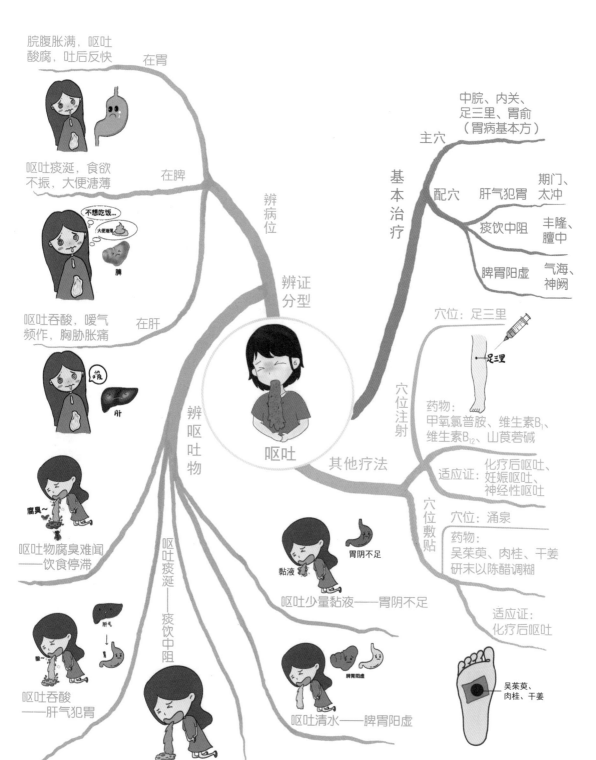

脘腹胀满，呕吐酸腐，吐后反快 —— 在胃

呕吐痰涎，食欲不振，大便溏薄 —— 在脾

不想吃饭... 大便溏稀 脾

呕吐吞酸，嗳气频作，胸胁胀痛 —— 在肝

辨病位

辨证分型

呕吐

肝

腐臭~

呕吐物腐臭难闻——饮食停滞

辨呕吐物

肝气

呕吐痰涎——痰饮中阻

呕吐吞酸——肝气犯胃

黏液 胃阴不足

呕吐少量黏液——胃阴不足

脾胃阳虚

呕吐清水——脾胃阳虚

基本治疗

主穴 —— 中脘、内关、足三里、胃俞（胃病基本方）

配穴

肝气犯胃 —— 期门、太冲

痰饮中阻 —— 丰隆、膻中

脾胃阳虚 —— 气海、神阙

其他疗法

穴位注射

穴位：足三里

足三里

药物：甲氧氯普胺、维生素B_1、维生素B_{12}、山莨菪碱

适应证：化疗后呕吐、妊娠呕吐、神经性呕吐

穴位敷贴

穴位：涌泉

药物：吴茱萸、肉桂、干姜研末以陈醋调糊

适应证：化疗后呕吐

吴茱萸、肉桂、干姜

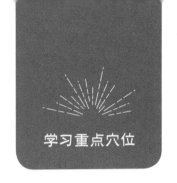

学习重点穴位

扫码获取
· 穴位详解
· 手法示范
· 专题知识

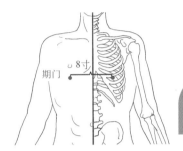

期门　8寸

| 乳房疾患 | 胸胁胀痛、呕吐、嗳气、呃逆 |
| 期门 | 肝胃病证、热入血室 |

调理肝脾要穴

【定位】乳头直下，第6肋间隙，前正中线旁开4寸。

【手法】斜刺或平刺0.5～0.8寸，不可深刺。

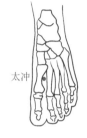

太冲

| 妇科病、头目疾患 | 肝胃病证：胁痛、呃逆、呕吐 |
| 太冲 | 神志病：失眠、郁证、癫狂痫 |

平肝潜阳、疏肝解郁要穴

【定位】在足背，第1、2跖骨间，跖骨底结合部前方凹陷处。

【手法】直刺0.5～1寸。

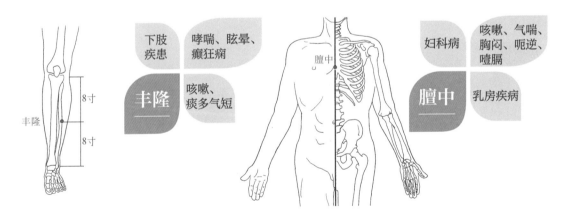

丰隆　8寸　8寸

| 下肢疾患 | 哮喘、眩晕、癫狂痫 |
| 丰隆 | 咳嗽、痰多气短 |

全身祛痰要穴

【定位】小腿前外侧，外踝尖上8寸，距胫骨前缘二横指。

【手法】直刺1～1.5寸。

膻中

| 妇科病 | 咳嗽、气喘、胸闷、呃逆、噎膈 |
| 膻中 | 乳房疾病 |

宽胸理气要穴

【定位】在胸部，前正中线上，平第4肋间，两乳头连线的中点。

【手法】斜刺0.5～1寸。

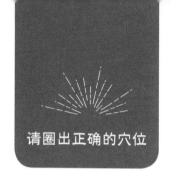

请圈出正确的穴位

扫码获取
· 穴位答案
· 拓展资料

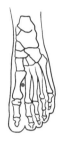

太溪

太冲

隐白

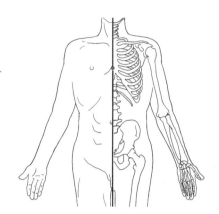

期门

天枢

膻中

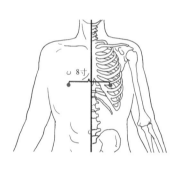

期门

肺俞

膻中

8寸

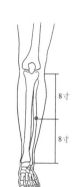

丰隆

阳陵泉

光明

8寸

8寸

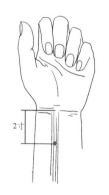

劳宫

外关

内关

2寸

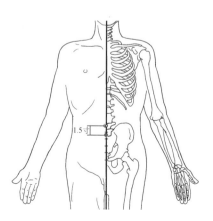

关元

水分

气海

1.5寸

西医相关疾病鉴别

急慢性胃炎

由胃黏膜炎性病变引起的以胃痛、腹胀、嗳气、嘈杂、厌食或呕吐等症状为主的疾病。急性胃炎较多见呕吐症状。

胃神经官能症

胃神经官能症主要为胃运动与分泌功能失调，无器质性病理改变，患者多见干呕伴嗳气、恶心、胸闷等症状。

肿瘤（化疗）

恶心、呕吐、干呕是胃肠道肿瘤患者化疗过程中最常见的不良反应，尽管化疗期间使用了止吐药物，但仍有患者发生恶心、呕吐反应。不仅影响患者生活质量，甚至有患者因恶心、呕吐而拒绝再次化疗。

颅脑疾患

脑干、小脑梗死或脑干肿瘤等颅脑疾患引起的呕吐多伴眩晕，呕吐较剧，多以痰涎为主，其治疗应以原发病为主。

注意事项

（1）针灸对各种原因引起的呕吐治疗效果较好，但对于肿瘤（化疗）、颅脑疾患引起的呕吐，针灸只能做对症处理，应重视原发病的治疗。

（2）对于急慢性胃炎、胃神经官能症、妊娠等引起的呕吐应注重精神、饮食调摄（宜少食辛辣刺激性食物，并注意调畅情志）。

晕动症

晕动症的发生与交通工具在运动时所产生的颠簸、摇摆或旋转等形式的反复加速运动有关，从而产生一系列自主神经功能障碍症状，如头晕、恶心、呕吐、面色苍白、出冷汗等。

妊娠呕吐

妊娠呕吐是指妊娠早期（2～3个月）出现恶心、呕吐、厌食或食入即吐为主要症状的孕期病证，发生原因可能与母体内血浆绒毛膜促性腺激素（HCG）水平急速升高有关。

腹部术后胃潴留

胃潴留多发生于腹部手术后3～14天，特别是胃癌根治术、胰十二指肠切除术、门静脉高压症断流术后常见的并发症。主要表现为上腹部饱胀、恶心、呕吐及顽固性呃逆。呕吐物为大量胃内容物及少量胆汁，呕吐后症状可暂时缓解。行胃镜检查可见胃内有大量液体残留。

糖尿病性胃轻瘫

指继发于糖尿病基础上的以胃动力低下为特点的临床综合征，典型症状为早饱、厌食、嗳气、恶心、呕吐、上腹不适或疼痛；X线钡餐检查示胃收缩无力，蠕动减弱，钡剂滞留时间延长>6h。

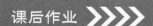

课后作业 ▶▶▶▶

拿起你手中的笔画出本节的思维导图吧！

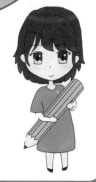

③ 呃逆

课前导读

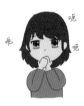
医生，我这几个月时不时打嗝，过段时间好了，有时吃得不舒服了又会打嗝，晚上睡不好，自己试了一些土办法，还是不行。

有没有肝病或者胃病病史？

肝病没有，我们单位每年体检都正常，前几年查过有慢性胃炎。

呃逆与胃炎有一定关系，饮食上应注意，尽量少吃辛辣刺激食物，过热过冷的东西也尽量少吃。
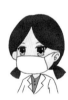

针灸治疗要多久？可以一次治好吗？

针灸治疗呃逆效果较好，可以起到立竿见影的效果，先治疗观察下情况吧。
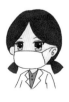

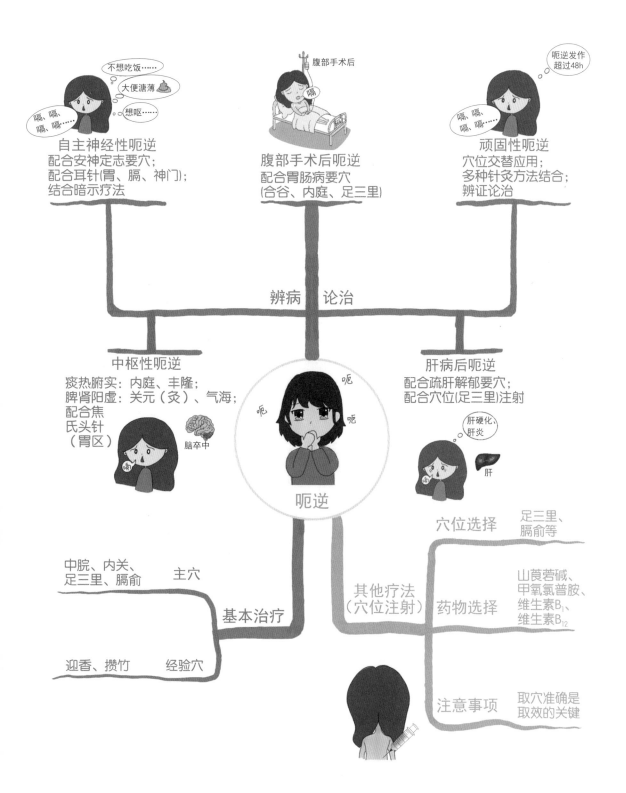

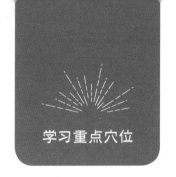

学习重点穴位

扫码获取
· 穴位详解
· 手法示范
· 专题知识

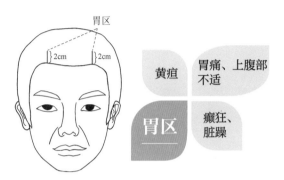

黄疸	胃痛、上腹部不适
胃区	癫狂、脏躁

焦氏头针大脑皮质功能定位分区

【定位】从瞳孔直上的发际处为起点,向上引平行于前后正中线的 2cm 长的直线。

【手法】平刺,针尖刺至皮下帽状腱膜下方,每分钟捻 200 次以上,以局部胀麻为度。

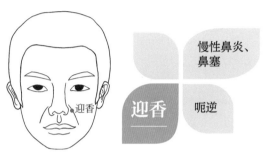

	慢性鼻炎、鼻塞
迎香	呃逆

鼻部疾患要穴

【定位】鼻翼外缘中点,旁开约 0.5 寸,当鼻唇沟中。

【手法】略向内上方斜刺或平刺 0.3 ~ 0.5 寸,禁灸。

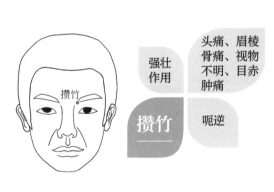

强壮作用	头痛、眉棱骨痛、视物不明、目赤肿痛
攒竹	呃逆

治疗呃逆常用穴

【定位】在面部,当眉头凹陷中,眶上切迹处。

【手法】直刺 0.5 ~ 0.8 寸。

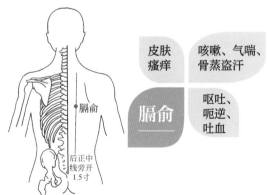

皮肤瘙痒	咳嗽、气喘、骨蒸盗汗
膈俞	呕吐、呃逆、吐血

治疗呃逆常用穴

【定位】在脊柱区,第 7 胸椎棘突下,后正中线旁开 1.5 寸。

【手法】斜刺 0.5 ~ 0.8 寸。

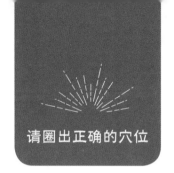

请圈出正确的穴位

扫码获取
· 穴位答案
· 拓展资料

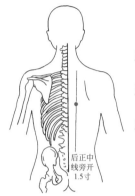

膈俞
脾俞
肺俞

后正中线旁开1.5寸

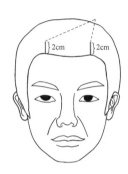

胃区
印堂
百会

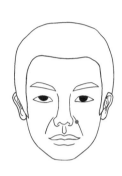

四白
迎香
攒竹

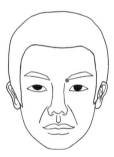

睛明
四白
攒竹

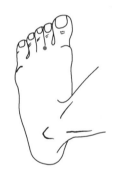

内庭
陷谷
厉兑

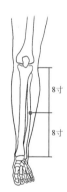

条口
丰隆
下巨虚

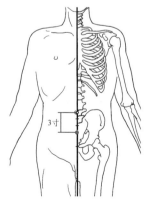

神阙
关元
中极

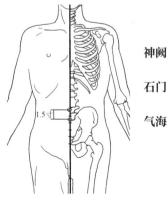

神阙
石门
气海

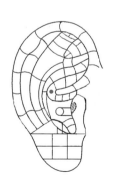

胃
膈
神门

第2章 胃肠疾病面面观——消化系统病证 // **33**

加油站

西医相关疾病鉴别

单纯性膈肌痉挛

多由过饱、吞咽气体过多引起胃扩张所致；或辛辣、过冷、过热的食物刺激导致，可在诱因消除后自行缓解。《灵枢·杂病》谓："哕，以草刺鼻，嚏，嚏而已；无息，而疾迎引之，立已；大惊之，亦可已。"即可以取嚏法、屏气法、惊吓法治疗功能性呃逆。

中枢神经系统疾病

中枢性呃逆，多由颅内疾患，如脑血管病变、脑外伤等直接或间接影响到呼吸中枢、脑干迷走神经和颈髓所致，症状较顽固。

消化系统疾病

胃炎、胃神经官能症等均可引起呃逆，胃神经官能症引起的呃逆多与自主神经功能紊乱有关；或胃肠道肿瘤化疗后也可出现呃逆。

腹部术后

反射性呃逆是腹部术后呃逆最常见病因，多见于胃、脾、胆囊、结肠等术后，主要由迷走神经、膈神经受刺激引起。术后频繁呃逆可造成胃管脱出，影响伤口愈合，妨碍说话、进食、睡眠，加重患者痛苦。

呃逆危象

器质性病变(如心肌梗死、脑血管疾病等)引起的呃逆不容忽视，甚至提示病情危重，要引起重视。《景岳全书·呃逆》载"实呃不难治，而唯元气败竭乃最危之候"之说，中医认为，重症后期，急危患者，呃逆断续不继，呃声低微，气不得续，饮食难进，脉细沉伏，乃元气衰竭，胃气　将绝之危候。

肝病

重症肝病并发顽固性呃逆并非单一因素所致，一方面，肝脏与膈肌相邻，肝脏病变更容易影响或累及膈肌而产生呃逆；另外，肝脏炎症、肠腔胀气、高胆红素血症等各种毒素的刺激或脑水肿形成皆为其发病因素。

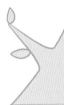

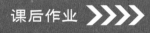
课后作业 ▶▶▶▶

拿起你手中的笔画出本节的思维导图吧！

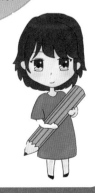

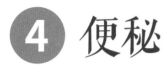 **4 便秘**

 课前导读

> 医生，我这些年一直便秘，好几天才排便一次，经常觉得浑身无力，吃得也不多，听人说年龄大了便秘容易有危险，所以想调理下。

> 您说得没错，老年习惯性便秘比较常见，与食量少、饮水少、活动少、情绪紧张都有关系，长期便秘容易成为心脑血管疾病发作的诱因，比如高血压患者在排便过程中过度用力容易诱发脑出血。

> 好的，饮食和生活方面要注意什么？

> 多吃粗粮、蔬菜、水果，少吃高热量食物，适当运动，保持心情舒畅。调整生活起居习惯配合针灸治疗，效果会更好。

案例实战

取穴：大肠、直肠、肺、皮质下、交感

耳穴疗法

操作

每次取一侧耳穴，双耳交替

3~5天更换耳贴，5次为1个疗程

天枢、支沟、水道、归来、丰隆　　主穴

合谷、内庭　　热秘

太冲、中脘　　气秘

脾俞、气海　　气虚　　配穴　　基本治疗

足三里、三阴交　　血虚

神阙、关元　　阳虚

其他疗法

走罐法

适应证：证属肠胃积热者

操作

自膀胱经大杼向小肠俞快速推动，反复2~3次，以皮肤出现红色、紫红色痧点为度，再于肺俞、胃俞、大肠俞、小肠俞处留罐8~10min。隔日1次，10次为1个疗程

禁忌：忌食辛辣温燥之品

便秘

临厕努挣乏力，挣则汗出气短

大便秘结不通，排便艰涩难解

大便秘结，面色无华，头晕心悸

气虚

血虚

阳虚

证候

虚秘

主症

实秘

热秘

气秘

大便干结，口干口臭，喜冷饮

大便艰涩，腹中冷痛，畏寒喜暖

欲便不得，嗳气频作，胸胁痞满

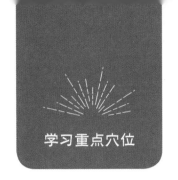

学习重点穴位

扫码获取
· 穴位详解
· 手法示范
· 专题知识

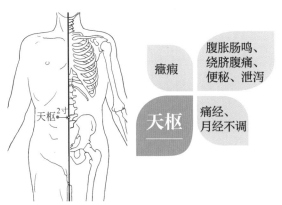

癥瘕

腹胀肠鸣、绕脐腹痛、便秘、泄泻

天枢

痛经、月经不调

胃肠病、妇科病要穴

【定位】在腹中部，横平脐中，前正中线旁开2寸。

【手法】直刺1～1.5寸。

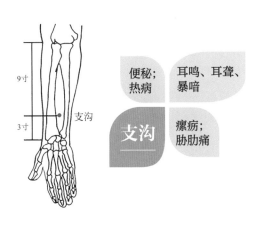

便秘；热病

耳鸣、耳聋、暴喑

支沟

瘰疬；胁肋痛

治疗便秘要穴

【定位】在前臂背侧，当阳池与肘尖的连线上，腕背横纹上3寸，尺骨与桡骨之间。

【手法】直刺0.5～1寸。

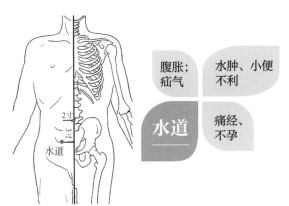

腹胀；疝气

水肿、小便不利

水道

痛经、不孕

调节水液代谢要穴

【定位】在下腹部，当脐中下3寸，距前正中线2寸。

【手法】直刺1～1.5寸。

腹痛、疝气

闭经、月经不调、阴挺、带下

归来

小腹局部病证常用穴

【定位】在下腹部，当脐中下4寸，距前正中线2寸。

【手法】直刺1～1.5寸。

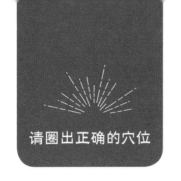

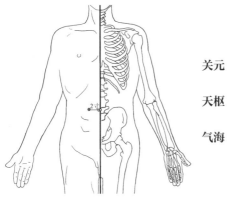

关元

天枢

气海

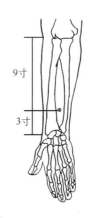

支沟

列缺

合谷

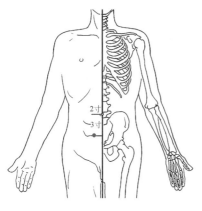

气海

水道

关元

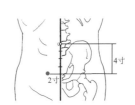

归来

关元

水道

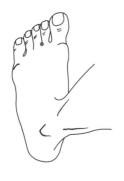

行间

至阴

内庭

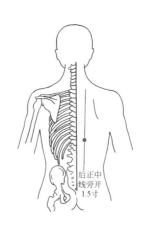

肾俞

膀胱俞

脾俞

加油站

西医相关疾病鉴别

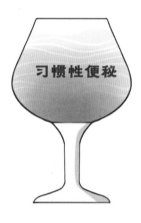

习惯性便秘是指长期的、慢性功能性便秘，多由不良生活习惯引起。

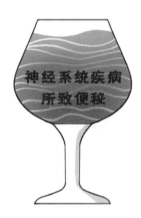

神经系统疾病患者多因长期卧床，进食减少，或由于神经损害影响胃肠和排便功能，发生便秘。

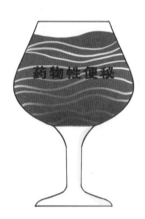

药物性便秘多由滥用泻药而引起，如长期大量服用刺激性泻药（酚酞、大黄、番泻叶）可引起继发性便秘，或麻醉药（吗啡类）、抗抑郁药等也可引起肠应激性下降而导致便秘。

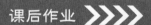

课后作业 >>>>

拿起你手中的笔画出本节的思维导图吧！

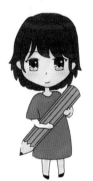

5 泄泻

课前导读

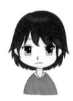

医生，每天清晨起床都拉肚子是怎样回事？

这种情况多长时间了？还有其他不舒服吗？

大约几个月吧，经常这样，还有手脚发冷，腰酸腿痛。

中医上把这种情况叫作"五更泄泻"，认为与肾虚有关系，可以通过艾灸等方法改善症状。

艾灸可以在家里做吗？我之前也试过自己艾灸。

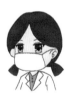

一些常用保健穴位是可以自己操作的，我可以告诉您一两个穴位，您可以在家中配合艾灸。

案例实战

 便有黏液，肛门灼热，口渴喜冷饮

湿热

与情志有关，嗳气食少，胸胁胀闷 肝郁

肝郁

 大便恶臭，泻后痛减，嗳腐吞酸

食滞

脾虚

大便溏薄，腹胀肠鸣，面色萎黄 肠鸣

 大便清稀，完谷不化，腹痛喜温

寒湿

肾虚

五更泄泻，形寒肢冷，腰膝酸软 肾

辨证分型

泄泻

其他疗法（中药敷脐）

处方1　黄连、黄芩、黄柏研为细末，大蒜液调糊

疗法：1次/日，5天为1个疗程

天枢、上巨虚、阴陵泉、水分　主穴　急性泄泻

| 神阙 | 寒湿 |
| 内庭 | 湿热 | 配穴
| 中脘 | 食滞 |

基本治疗

慢性泄泻

主穴　神阙、天枢、足三里、公孙

处方2　葛根、黄芩、白芍颗粒剂各1包混匀，水调为糊状

疗法：1次/日，5天为1个疗程

| 脾虚 | 脾俞、太白 |
| 肝郁 | 太冲 | 配穴
| 肾虚 | 肾俞、命门 |

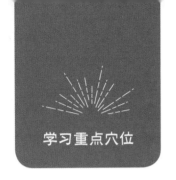

学习重点穴位

扫码获取
· 穴位详解
· 手法示范
· 专题知识

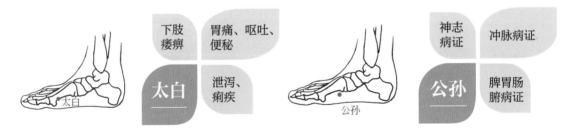

上巨虚

- 腹胀、腹痛
- 便秘、痢疾
- 下肢痿痹

胃肠病证要穴

【定位】小腿外侧，犊鼻下6寸，犊鼻与解溪的连线上。

【手法】直刺1~2寸。

水分

- 小便不利
- 腹胀、腹泻、水肿
- 反胃吐食

泌别清浊要穴

【定位】在上腹部，脐中上1寸，前正中线上。

【手法】直刺1~1.5寸；水病多用温灸法。

太白

- 下肢痿痹
- 胃痛、呕吐、便秘
- 泄泻、痢疾

脾胃病证要穴

【定位】第1跖趾关节近端赤白肉际凹陷处。

【手法】直刺0.5~0.8寸。

公孙

- 神志病证
- 冲脉病证
- 脾胃肠腑病证

冲脉病证要穴

【定位】第1跖骨底前下缘赤白肉际处。

【手法】直刺0.6~1.2寸。

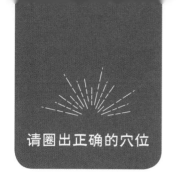

请圈出正确的穴位

扫码获取
· 穴位答案
· 拓展资料

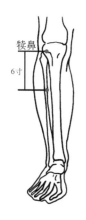

太溪

地机

上巨虚

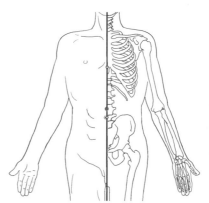

关元

水分

气海

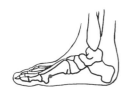

太溪

太白

三阴交

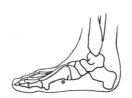

太白

公孙

极泉

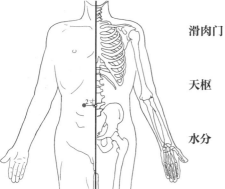

滑肉门

天枢

水分

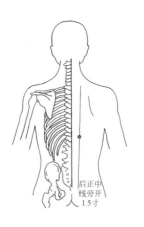

肾俞

膀胱俞

脾俞

加油站

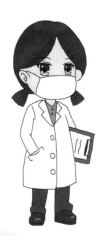

西医相关疾病鉴别

急慢性肠炎

多因暴饮暴食、过食生冷食物、食用腐败变质食物或腹部受凉等因素，使胃肠道的分泌、消化吸收和蠕动功能发生障碍所致。其临床表现主要为腹痛、腹泻、发热，严重者可致脱水、电解质紊乱、休克等。

溃疡性结肠炎

溃疡性结肠炎是一种原因不明的结肠黏膜炎症、溃疡性疾病，其临床表现为腹痛、腹泻、黏液血便等。

肠易激综合征

肠易激综合征是指由情绪因素、饮食、药物等引起的胃肠功能紊乱。以腹痛、腹胀、排便习惯改变为主要表现。

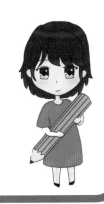

课后作业 >>>>

拿起你手中的笔画出本节的思维导图吧！

第3章

不容忽视的神经疾病——神经系统病证

中风

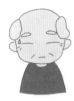 **课前导读**

> 医生您好！我有高血压史，近几年时不时就有头晕、耳鸣，最近一周开始出现好几次小腿麻木，眼前黑矇，还有说话讲不清楚。我有些担心，不知道是什么问题？

> 结合您的病史和临床表现，有可能是中风先兆，要引起警惕！中风常见症状为口舌歪斜、语言不利、半身不遂，严重者还会出现突然昏倒、不省人事的情况。

> 我听说中风有可能有生命危险，而且容易留下后遗症，经您这么一说，的确是要引起重视。该如何预防中风呢？

> 我国从古至今都用针灸来预防和治疗中风，一些穴位如足三里、悬钟是预防中风的有效穴，如果出现中风先兆，除了控制好原发病，如高血压、糖尿病等，还可以使用化脓灸足三里、悬钟的方法进行预防和改善症状。

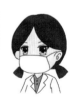

> 好的，我赶紧治疗。

> 中风虽然有"高发病率、高致残率、高复发率"三高的特点，但如果早期干预往往能够有效控制症状。在饮食和生活起居方面也要积极调整，如忌烟酒刺激，少吃油腻食物，规律作息，这样才能尽快康复。

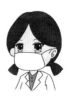

案例实战

头晕目眩、心烦易怒、痰多而黏、舌红、苔黄腻、脉弦滑

风痰火亢

咳痰或痰多、腹胀、便秘、舌暗红、苔黄腻、脉弦滑

痰热腑实

风痰瘀阻

头晕目眩、痰多而黏、舌淡、苔薄白或白腻、脉弦滑

气虚血瘀

面色无华、乏力自汗、舌淡、苔白腻或有齿痕脉沉细

阴虚风动

眩晕耳鸣、咽干口燥、舌红而瘦、少苔或无苔、脉弦细数

中经络：无神志改变，仅见半身不遂、言语謇涩、口舌歪斜

中脏腑：有神志改变，神识昏蒙

辨证分型

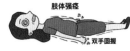

牙关紧闭、肢体强痉

闭证

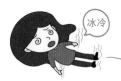

目合口开、手撒肢冷

脱证

中风

基本治疗

中经络

主穴：水沟、内关、三阴交、极泉、尺泽、委中

配穴：
- 上肢不遂：肩髃、曲池、合谷
- 下肢不遂：环跳、阳陵泉、太冲
- 口角歪斜：地仓、颊车、下关
- 舌强不语：哑门、风池、翳风、金津、玉液、通里

中脏腑

主穴：内关、水沟

配穴：
- 闭证：十二井穴
- 脱证：神阙

其他疗法

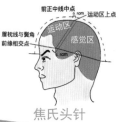

焦氏头针

刺激头针各区，改善大脑皮质血液微循环

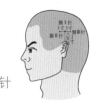

靳三针头穴

颞三针

舌三针

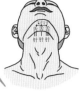

专为中风偏瘫而设，平肝息风

苏厥开窍通脑醒神利咽生津

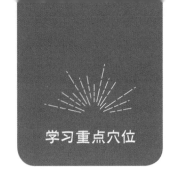

学习重点穴位

扫码获取
· 穴位详解
· 手法示范
· 专题知识

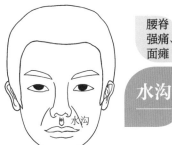

| 腰脊强痛、面瘫 | 急危重症：中风、昏迷、晕厥、虚脱 |
| 水沟 | 神志病：癫狂痫、癔症 |

急救要穴

【定位】在面部，当人中沟的上 1/3 与中 1/3 交点处。

【手法】向上斜刺 0.3 ~ 0.5 寸，或用指甲按掐；不灸。

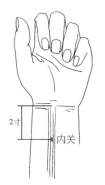

| 上肢痹痛、晕动症 | 心系病证：心悸、胸闷、心律失常 |
| 内关 | 神志病：失眠、郁证、癫狂痫 |

胃心胸疾患要穴

【定位】前臂掌侧，腕横纹上 2 寸，掌长肌腱与桡侧腕屈肌腱之间。

【手法】直刺 0.5 ~ 1 寸。

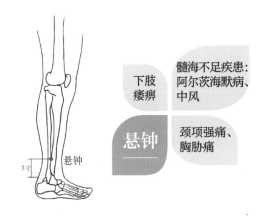

| 下肢痿痹 | 髓海不足疾患：阿尔茨海默病、中风 |
| 悬钟 | 颈项强痛、胸胁痛 |

补益脑髓要穴

【定位】在小腿外侧，当外踝尖上 3 寸，腓骨前缘。

【手法】直刺 0.5 ~ 0.8 寸。

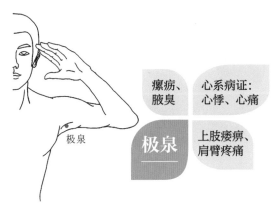

| 瘰疬、腋臭 | 心系病证：心悸、心痛 |
| 极泉 | 上肢痿痹、肩臂疼痛 |

治疗臂丛神经损伤要穴

【定位】腋窝正中，腋动脉搏动处。

【手法】避开腋动脉，直刺或斜刺 0.3 ~ 0.5 寸。

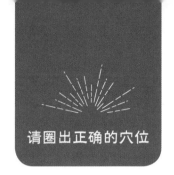
太溪
内关
合谷

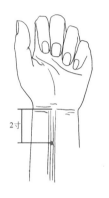
2寸

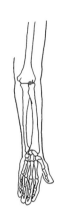
太溪
风门
尺泽

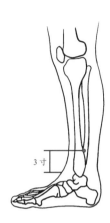
3寸
三阴交
肺俞
曲池

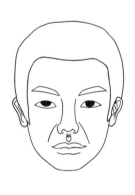
列缺
百会
水沟

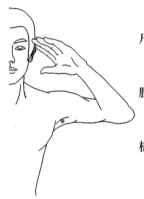
尺泽
膻中
极泉

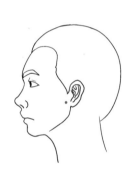
头维
百会
牵正

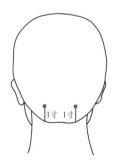
1寸 1寸
曲池
颊车
风池

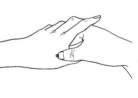
外关
合谷
太阳

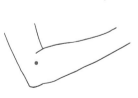
曲池
头维
四白

加油站

季节气候

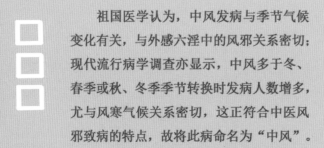

祖国医学认为，中风发病与季节气候变化有关，与外感六淫中的风邪关系密切；现代流行病学调查亦显示，中风多于冬、春季或秋、冬季季节转换时发病人数增多，尤与风寒气候关系密切，这正符合中医风邪致病的特点，故将此病命名为"中风"。

中风的命名

发病突然

中风患者多于晚上睡觉或凌晨起床时突然发病，发病时间隐匿、发病急骤，与中医认为之"风邪善行数变"的特点相似，故名"中风"。

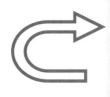

症状多样

中风患者临床症状多样，既可见突然昏倒，又可无昏倒，仅以口歪、半身不遂、语言不利等为主症，症状复杂多样，其病情变化迅速，同样符合"风性善行数变"之特点，故以"中风"命名。

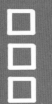

课后作业 >>>>

拿起你手中的笔画出本节的思维导图吧！

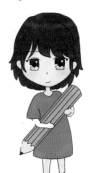

2 面瘫

课前导读

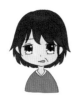

医生您好！我面部发麻，嘴角有些歪，眼睛闭不上，听人说是"小中风"，针灸可以治疗吗？

您有其他比如说话不流利、手脚无力、不灵活等表现吗？

都没有，就是右侧耳朵后面有些痛。

根据您的临床症状，初步判断是面神经麻痹，又叫面瘫，而不是我们通常所说的"中风"，中风是脑血管的病变。

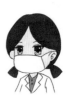

面瘫怎么治疗呢？一般要多久才能恢复呢？

面瘫是针灸的适应证，世界卫生组织推荐单用针灸可以治愈。面瘫的最佳恢复期一般是1个月左右，所以1个月之内需要患者积极配合治疗。

第3章　不容忽视的神经疾病——神经系统病证 // **51**

案例实战

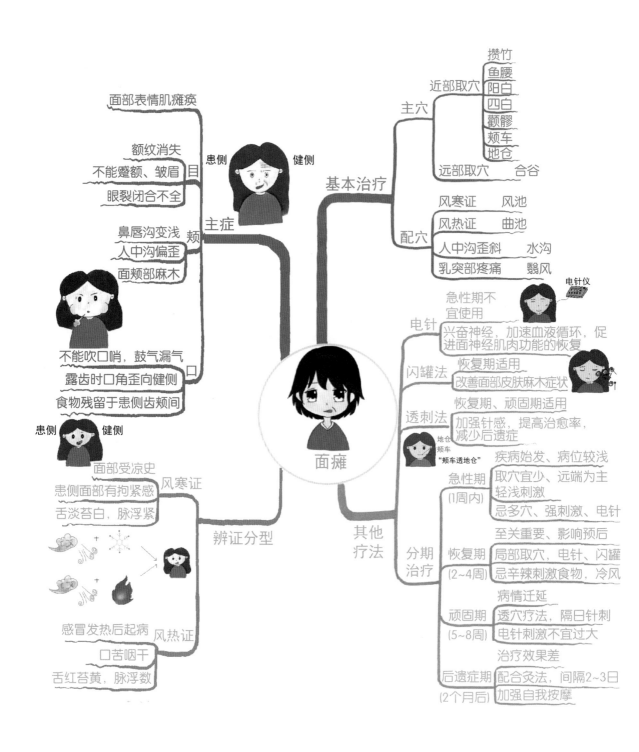

面部表情肌瘫痪

额纹消失
不能蹙额、皱眉 目
眼裂闭合不全

鼻唇沟变浅
人中沟偏歪 颊
面颊部麻木

主症

患侧 健侧

不能吹口哨，鼓气漏气
露齿时口角歪向健侧 口
食物残留于患侧齿颊间

患侧 健侧

面部受凉史
患侧面部有拘紧感 风寒证
舌淡苔白，脉浮紧

辨证分型

感冒发热后起病 风热证
口苦咽干
舌红苔黄，脉浮数

面瘫

基本治疗

主穴

近部取穴
攒竹
鱼腰
阳白
四白
颧髎
颊车
地仓

远部取穴 合谷

配穴
风寒证 风池
风热证 曲池
人中沟歪斜 水沟
乳突部疼痛 翳风

电针仪

其他
疗法

电针
急性期不宜使用
兴奋神经，加速血液循环，促进面神经肌肉功能的恢复

闪罐法
恢复期适用
改善面部皮肤麻木症状

透刺法
恢复期、顽固期适用
加强针感，提高治愈率，减少后遗症

地仓
颊车
"颊车透地仓"

分期
治疗

急性期
(1周内)
疾病始发、病位较浅
取穴宜少、远端为主
轻浅刺激
忌多穴、强刺激、电针

恢复期
(2~4周)
至关重要、影响预后
局部取穴，电针、闪罐
忌辛辣刺激食物、冷风

顽固期
(5~8周)
病情迁延
透穴疗法，隔日针刺
电针刺激不宜过大

后遗症期
(2个月后)
治疗效果差
配合灸法，间隔2~3日
加强自我按摩

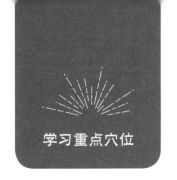

学习重点穴位

扫码获取
· 穴位详解
· 手法示范
· 专题知识

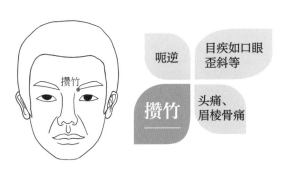

呃逆	目疾如口眼歪斜等
攒竹	头痛、眉棱骨痛

眼疾要穴

【定位】在面部，当眉头凹陷中，眶上切迹处。

【手法】向眉中或向眼眶内缘平刺或斜刺 0.3 ~ 0.5 寸，或直刺 0.2 ~ 0.3 寸。禁直接灸。

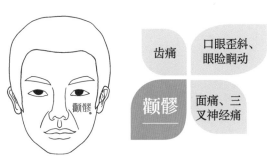

齿痛	口眼歪斜、眼睑眴动
颧髎	面痛、三叉神经痛

面部疾患常用穴

【定位】在面部，颧骨下缘，目外眦直下凹陷中。

【手法】直刺 0.3 ~ 0.5 寸，斜刺或平刺 0.5 ~ 1 寸。

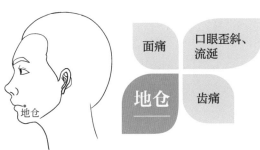

面痛	口眼歪斜、流涎
地仓	齿痛

面口疾患常用穴

【定位】在面部，口角旁开 0.4 寸（指寸）。

【手法】斜刺或平刺 0.5 ~ 0.8 寸。可向颊车透刺。

口角歪斜	齿痛、牙关不利
颊车	颊肿

齿痛要穴

【定位】在面部，下颌角前上方一横指（中指），闭口咬紧牙时咬肌隆起，放松时按之有凹陷处。

【手法】直刺 0.3 ~ 0.5 寸，或平刺 0.5 ~ 1 寸，可向地仓透刺。

扫码获取
· 穴位答案
· 拓展资料

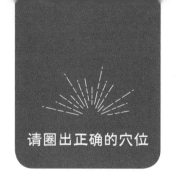
足三里
颊车
颧髎

肾俞
内关
地仓

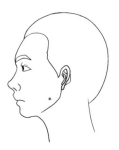
风池
头维
曲池

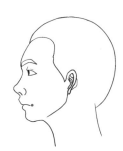
定喘
血海
水沟

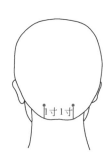
颧髎
太阳
膈俞

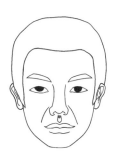
攒竹
膈俞
后溪

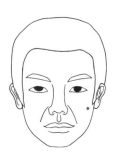
四白
肾俞
隐白

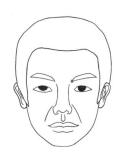
听宫
翳风
下关

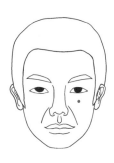
阳白
四白
承泣

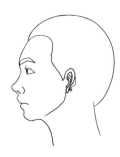

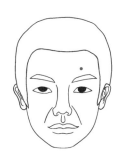

加油站

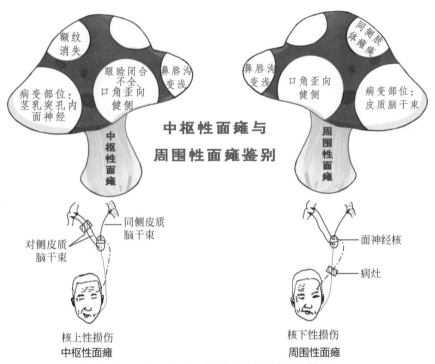

中枢性面瘫与周围性面瘫鉴别

核上性损伤
中枢性面瘫

核下性损伤
周围性面瘫

周围性面神经麻痹病因及症状鉴别

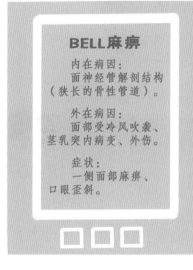

BELL麻痹

内在病因：
面神经管解剖结构（狭长的骨性管道）。

外在病因：
面部受冷风吹袭、茎乳突内病变、外伤。

症状：
一侧面部麻痹、口眼歪斜。

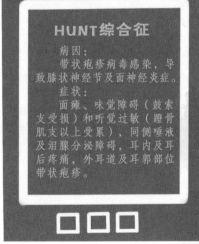

HUNT综合征

病因：
带状疱疹病毒感染，导致膝状神经节及面神经炎症。

症状：
面瘫、味觉障碍（鼓索支受损）和听觉过敏（镫骨肌支以上受累），同侧唾液及泪腺分泌障碍，耳内及耳后疼痛，外耳道及耳郭部位带状疱疹。

课后作业 ▶▶▶▶

拿起你手中的笔画出本节的思维导图吧！

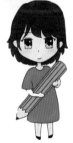

③ 眩晕

课前导读

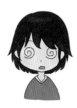

医生，我最近经常出现头晕、眼部干涩、看东西不清楚等情况。

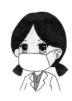

这种情况是突然发作还是经常出现？除了头晕眼花外是否有过其他症状，比如颈肩部疼痛，或者耳鸣耳胀，或者行走不稳等？

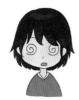

不是突然发作，感觉近期都有，除了头晕外，之前经常出现颈肩部疼痛，但没有耳鸣、走路不稳等表现，有时感觉转动头部时头晕会加重。

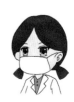

从您的临床症状初步判断为颈源性眩晕，多由颈椎病引起，可以结合颈项部影像学检查进一步确诊。

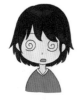

好，那我去做个检查吧，可以用针灸治疗吗？

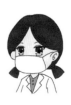

颈源性眩晕针灸效果较好，但也要以治疗原发病为主，配合颈部功能锻炼。治疗期间尽量少做或不做突然旋转头部的动作，以免诱发或加重病情。

案例实战

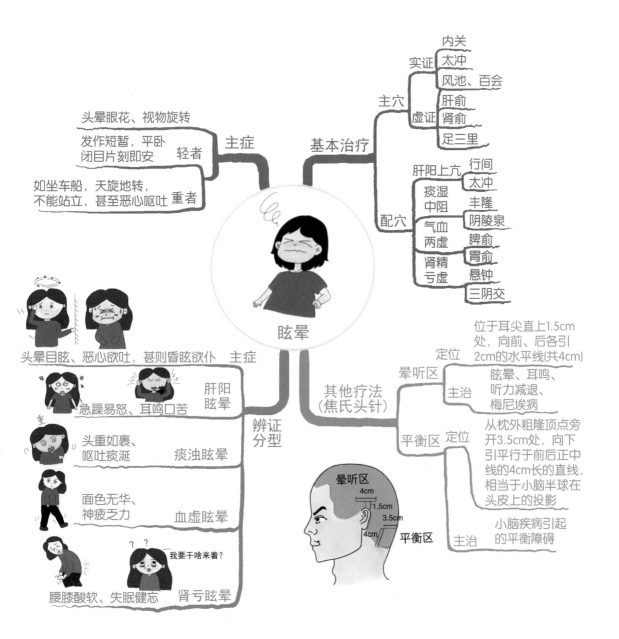

头晕眼花、视物旋转

发作短暂，平卧
闭目片刻即安　轻者

如坐车船，天旋地转，
不能站立，甚至恶心呕吐　重者

主症

眩晕

头晕目眩、恶心欲吐，甚则昏眩欲仆　主症

急躁易怒、耳鸣口苦

肝阳
眩晕

头重如裹、
呕吐痰涎　　痰浊眩晕

面色无华、
神疲乏力　　血虚眩晕

我要干啥来着？

腰膝酸软、失眠健忘　肾亏眩晕

辨证
分型

基本治疗

主穴

实证

内关
太冲
风池、百会

虚证

肝俞
肾俞
足三里

配穴

肝阳上亢

行间
太冲

痰湿
中阻

丰隆

气血
两虚

阴陵泉

脾俞
胃俞

肾精
亏虚

悬钟
三阴交

其他疗法
（焦氏头针）

晕听区

定位

位于耳尖直上1.5cm
处，向前、后各引
2cm的水平线(共4cm)

主治

眩晕、耳鸣、
听力减退、
梅尼埃病

平衡区

定位

从枕外粗隆顶点旁
开3.5cm处，向下
引平行于前后正中
线的4cm长的直线，
相当于小脑半球在
头皮上的投影

主治

小脑疾病引起
的平衡障碍

晕听区
4cm
1.5cm
3.5cm
4cm
平衡区

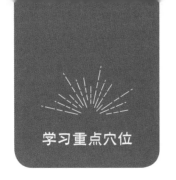

学习重点穴位

扫码获取
· 穴位详解
· 手法示范
· 专题知识

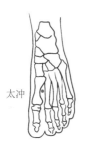

太冲

足趾麻木、疼痛

妇科前阴病、肝经风热证

太冲

急性腰扭伤

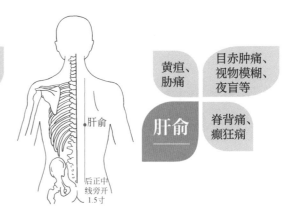

肝俞
后正中线旁开1.5寸

黄疸、胁痛

目赤肿痛、视物模糊、夜盲等

肝俞

脊背痛、癫狂痫

平肝潜阳、疏肝解郁要穴
【定位】在足背，第1、2跖骨间，跖骨底结合部前方凹陷处。
【手法】直刺0.5～0.8寸。

治疗肝脏及其相关组织器官病变
【定位】在脊柱区，第9胸椎棘突下，后正中线旁开1.5寸。
【手法】斜刺0.5～0.8寸。

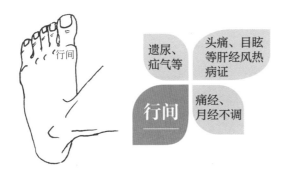

行间

遗尿、疝气等

头痛、目眩等肝经风热病证

行间

痛经、月经不调

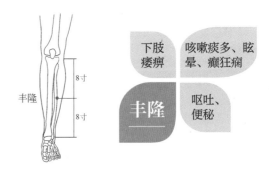

丰隆
8寸
8寸

下肢痿痹

咳嗽痰多、眩晕、癫狂痫

丰隆

呕吐、便秘

行气泻热要穴
【定位】在足背侧，当第1、2趾间，趾蹼缘后方赤白肉际处。
【手法】直刺0.5～0.8寸。

全身祛痰要穴
【定位】小腿前外侧，外踝尖上8寸，距胫骨前缘二横指。
【手法】直刺1～1.5寸。

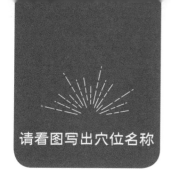

请看图写出穴位名称

扫码获取
· 穴位答案
· 拓展资料

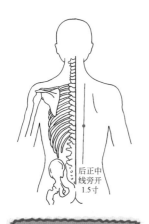

后正中线旁开1.5寸

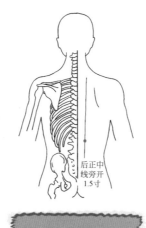

后正中线旁开1.5寸

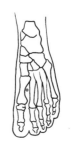

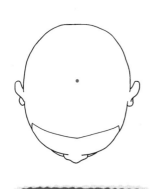

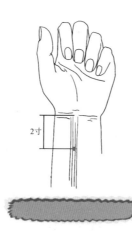

2寸

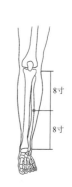

8寸

8寸

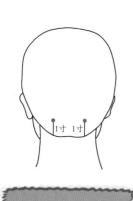

1寸 1寸

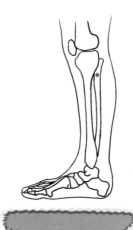

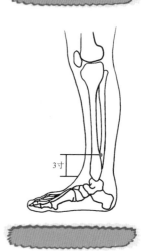

3寸

加油站

西医眩晕分型鉴别

神经源性眩晕

特点：发病突然，伴有与病变血管分布范围相应的神经系统症状和体征。椎-基底动脉供血不足，体位改变时症状明显加剧，经颅多普勒可协助诊断；小脑、脑干病变则眩晕为首发或唯一症状，伴恶心呕吐、行走不稳、构音障碍等，CT或MRI可协助诊断。

常见疾病：椎-基底动脉供血不足，小脑、脑干病变。

耳源性眩晕

特点：反复发作的旋转性眩晕、波动性耳聋、耳鸣（三联征）和耳胀满感（四联征）。睁眼与转头时加重，听力检查等可协助诊断。

常见疾病：梅尼埃病。

颈性眩晕

特点：头颈部活动时突然出现眩晕，伴颈肩部疼痛、眼部干涩、视物模糊、手足麻木等症状。颈椎正侧位X线片可协助诊断。

常见疾病：颈椎病。

全身疾病

特点：眩晕不伴有旋转感。高血压的眩晕多为持续性、非发作性，眩晕与血压增高有直接关系。

常见疾病：高血压、贫血、神经衰弱。

生理性眩晕

特点：多与前庭功能有关。表现为乘车船时头晕目眩、面色苍白、四肢发冷、恶心呕吐。

常见疾病：晕动症。

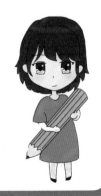

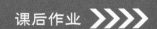
课后作业 >>>>>

拿起你手中的笔画出本节的思维导图吧！

4 郁证

<cm><cm>## 课前导读

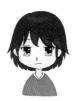

医生，我大约 3 个月前骑摩托车时摔伤了，当时去医院做了检查，除了左侧胸部上方有淤青，其余没有什么大碍，最近总是觉得左肩部和左手麻木、没有力气。做了一些检查，给您看下结果。

您提供给我的左臂和颈部 X 线检查结果，还有肌电图检查结果，都没有异常情况，我给你做个简单的查体 [查体结果显示患者左侧上肢肌力、肌张力正常，左侧肱二头肌腱、肱三头肌腱反射（＋），左臂浅感觉、深感觉稍减弱，未见病理征]。

医生，我除了左手部不舒服之外，还有头晕眼花、睡眠不好、容易做梦、嘴巴发苦、容易情绪紧张、大便不通畅等情况。很不舒服，该如何治疗呢？

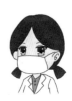

（患者汉密尔顿焦虑量表评分 18 分；根据患者临床症状与相关检查、查体结果，诊断为神经症）针灸止痛效果较好，您可以试试。郁证大多因情志抑郁起病，心情愉快时异物感可减轻或消除。

扎针太疼了吧，我觉得我可能没法接受，怎么办？

针对您的病情针刺治疗选穴不多，而且针刺本身也不是很痛的，只是有些酸胀疼痛的感觉，一般人都可以接受，您可以先治疗一次看下情况，如果可以接受，效果也不错，就连续治疗几次。

案例实战

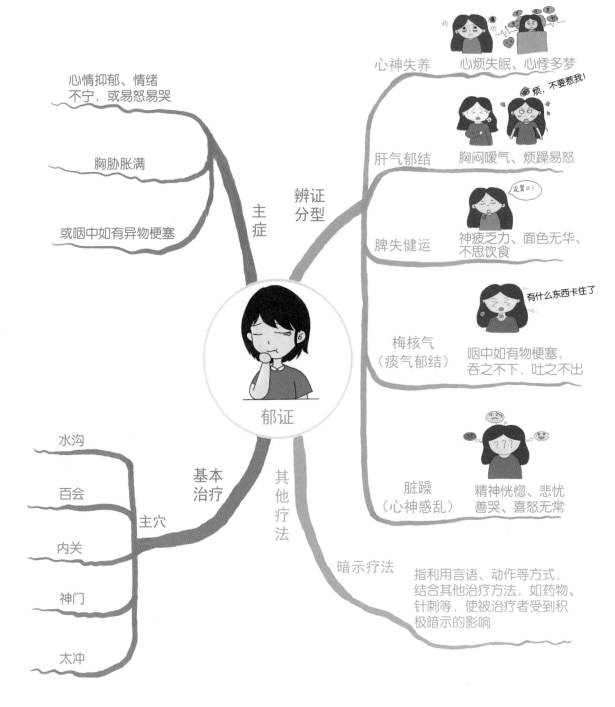

心情抑郁、情绪不宁，或易怒易哭

胸胁胀满

或咽中如有异物梗塞

主症

辨证分型

心神失养　心烦失眠、心悸多梦

肝气郁结　胸闷嗳气、烦躁易怒

没胃口！

脾失健运　神疲乏力、面色无华、不思饮食

有什么东西卡住了

梅核气（痰气郁结）　咽中如有物梗塞，吞之不下，吐之不出

脏躁（心神惑乱）　精神恍惚、悲忧善哭、喜怒无常

郁证

水沟

百会

内关

神门

太冲

主穴

基本治疗

其他疗法

暗示疗法　指利用言语、动作等方式，结合其他治疗方法，如药物、针刺等，使被治疗者受到积极暗示的影响

烦　不要惹我！

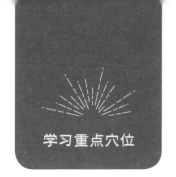

学习重点穴位

扫码获取
· 穴位详解
· 手法示范
· 专题知识

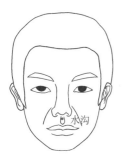

腰脊强痛，面瘫

急危重症：中风、昏迷、晕厥、虚脱

水沟

神志病：癫狂痫、癔症

急救要穴

【定位】在面部，当人中沟的上 1/3 与中 1/3 交点处。

【手法】向上斜刺 0.3 ~ 0.5 寸，或用指甲按掐；不灸。

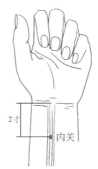

上肢痹痛、晕动症

心系病证：心悸、胸闷、心律失常

内关

神志病：失眠、郁证、癫狂痫

胃心胸疾患要穴

【定位】前臂掌侧，腕横纹上 2 寸，掌长肌腱与桡侧腕屈肌腱之间。

【手法】直刺 0.5 ~ 1 寸。

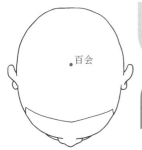

下陷性病证：脱肛、胃下垂

神志病：失眠、健忘、癫狂痫痴呆、癔症

百会

头面疾患：头痛、眩晕

定眩安神、升阳举陷要穴

【定位】在头部，当前发际正中直上 5 寸。

【手法】平刺 0.5 ~ 0.8 寸。

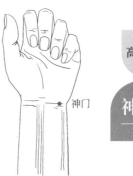

高血压

心系病证：心悸、心痛

神门

胸胁痛、神志病

治心要穴

【定位】腕掌侧横纹尺侧端，尺侧腕屈肌腱的桡侧凹陷处。

【手法】直刺 0.3 ~ 0.5 寸。

扫码获取
· 穴位答案
· 拓展资料

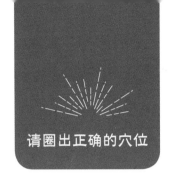

膈俞

胃俞

合谷

后正中线旁开1.5寸

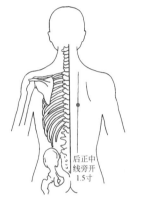

隐白

天宗

太冲

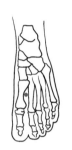

关元

内关

伏兔

2寸

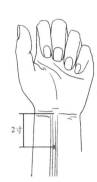

列缺

百会

水沟

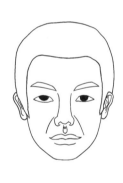

大肠俞

百会

阴陵泉

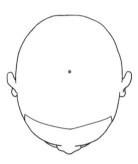

神门

心俞

丰隆

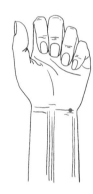

少商

丰隆

三阴交

3寸

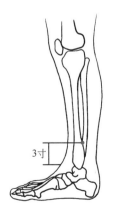

风池

丰隆

后溪

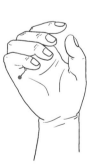

内庭

天枢

足三里

犊鼻

3寸

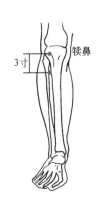

加油站

西医相关疾病鉴别

抑郁症三大主要症状：情绪低落、思维迟缓和运动抑制。情绪低落即忧愁伤感，甚至悲观绝望；思维迟缓主要为反应迟钝、记忆力减退等；运动抑制是指行动缓慢、懒言少动。目前西医对本病的治疗以抗抑郁药为主，但需长期服用且有一定的副作用及成瘾性。

针灸目前已广泛应用于抑郁症的治疗，且取得了较好的临床疗效。

注：针灸治疗需配合心理疏导。

抑郁症

神经症

中国精神障碍分类与诊断标准第 3 版（CCMD-3，2001）将神经症分为如下六种类型：恐惧症、焦虑症、强迫症、躯体形式障碍、神经衰弱及其他或待分类神经症。本病主要表现为以精神症状为主的运动、消化、睡眠等多系统症状，临床特点为病程长、主诉多、体征少、病情易变化反复，给针灸治疗辨证归经带来困难。

临证可从奇经八脉论治，结合奇经八脉证治特点辨证归经选穴，辨证归经选穴不仅取穴简洁，而且效果显著。如以失眠头痛、眩晕为主要证候者属督脉病证，取神庭、百会；以腹胀腹痛、月经不调为主要证候者属任脉病证，取关元、气海；以月经不调伴腹部气逆上冲为主要证候者属冲脉病证，取公孙；以腰酸腿软、带下量多为主要证候者属带脉病证，取足临泣。

指年龄 45 ～ 55 岁的妇女由于雌激素水平下降而出现一系列症状如月经变化、面色潮红、心悸、失眠、乏力、抑郁、多虑、情绪不稳定、易激动、注意力难以集中等。西医目前广泛使用雌激素补充疗法，但应用雌激素有较多禁忌证与风险，其主要危险是增加子宫内膜癌的发生率。

针灸治疗更年期综合征在改善失眠、头晕、心烦、乏力等症状方面具有一定效果，可一定程度上降低雌激素用量，但需长期坚持治疗。

更年期综合征

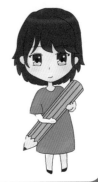

课后作业 >>>>>

拿起你手中的笔画出本节的思维导图吧！

5 失眠

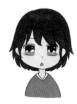

医生，我已经有好长时间睡不好了，这几天感觉更严重了，入睡难，醒了又睡不着。

这种情况什么时候开始的？除了睡眠不好还有其他的不舒服吗？

应该是半年前，当时我因为情绪波动比较大，开始出现睡眠不好，最近除了情况更严重之外，还有头晕、心慌。

您这种情况属于失眠，我看您精神和脸色也不太好，是否有记忆力下降，吃饭胃口好吗？

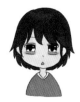

晚上睡不好，白天精神也不好，记忆力也不太好，吃饭还可以，但是胃口也一般。我听说失眠比较难治，针灸能治好吗？

针灸中很多方法可以用于治疗失眠，比如针刺、耳穴贴压、穴位敷贴等，可以根据您的病情选择合适的方法。

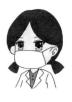

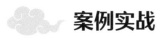

案例实战

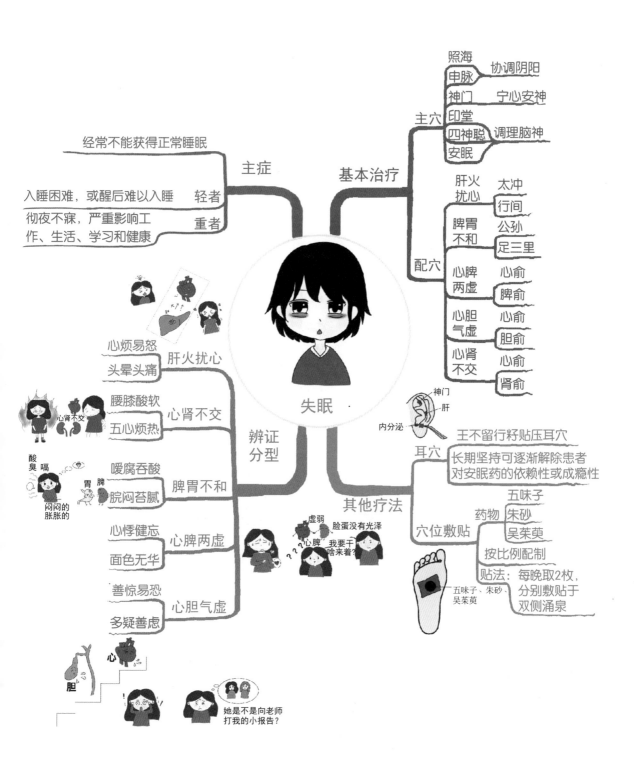

经常不能获得正常睡眠

主症

入睡困难，或醒后难以入睡　轻者

彻夜不寐，严重影响工作、生活、学习和健康　重者

失眠

基本治疗

主穴
- 照海
- 申脉 → 协调阴阳
- 神门 → 宁心安神
- 印堂
- 四神聪 → 调理脑神
- 安眠

配穴
- 肝火扰心 → 太冲 / 行间
- 脾胃不和 → 公孙 / 足三里
- 心脾两虚 → 心俞 / 脾俞
- 心胆气虚 → 心俞 / 胆俞
- 心肾不交 → 心俞 / 肾俞

辨证分型

- 心烦易怒 / 头晕头痛 → 肝火扰心
- 腰膝酸软 / 五心烦热 → 心肾不交
- 嗳腐吞酸 / 脘闷苔腻 → 脾胃不和
- 心悸健忘 / 面色无华 → 心脾两虚
- 善惊易恐 / 多疑善虑 → 心胆气虚

其他疗法

耳穴
- 神门
- 肝
- 内分泌
- 王不留行籽贴压耳穴
- 长期坚持可逐渐解除患者对安眠药的依赖性或成瘾性

穴位敷贴
- 药物：五味子 / 朱砂 / 吴茱萸
- 按比例配制
- 贴法：每晚取2枚，分别敷贴于双侧涌泉
- 五味子、朱砂、吴茱萸

她是不是向老师打我的小报告？

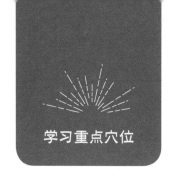

学习重点穴位

扫码获取
· 穴位详解
· 手法示范
· 专题知识

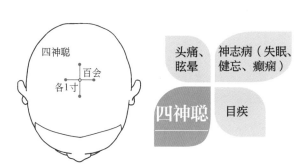

四神聪

头痛、眩晕

神志病（失眠、健忘、癫痫）

目疾

神志病要穴

【定位】在头顶部，百会前后左右各旁开1寸处，共4穴。

【手法】平刺0.5 ~ 0.8寸。

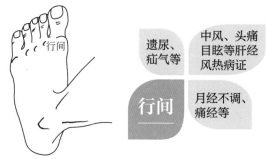

行间

遗尿、疝气等

中风、头痛目眩等肝经风热病证

月经不调、痛经等

行气泻热要穴

【定位】在足背侧，当第1、2趾间，趾蹼缘后方赤白肉际处。

【手法】直刺0.5 ~ 0.8寸。

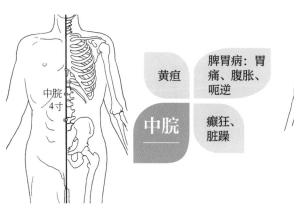

中脘

黄疸

脾胃病：胃痛、腹胀、呃逆

癫狂、脏躁

脾胃病要穴

【定位】在上腹部，前正中线上，当脐中上4寸。

【手法】直刺1 ~ 1.5寸。

心俞

盗汗、遗精

心痛、惊悸、失眠等心与神志病证

咳嗽、咯血等肺系病证

治疗心脏疾患及其相关组织器官病变

【定位】在脊柱区，第5胸椎棘突下，后正中线旁开1.5寸。

【手法】斜刺0.5 ~ 0.8寸。

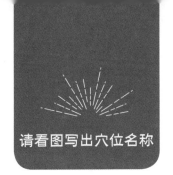

请看图写出穴位名称

扫码获取
· 穴位答案
· 拓展资料

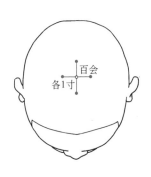

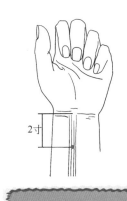

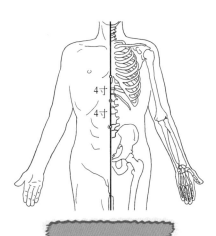

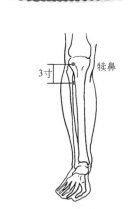

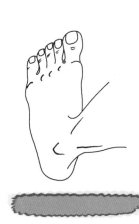

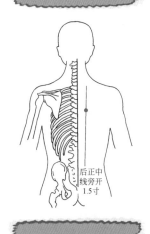

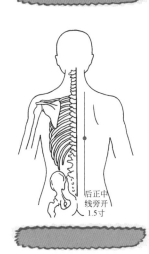

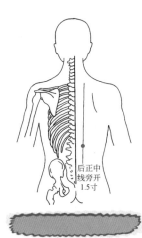

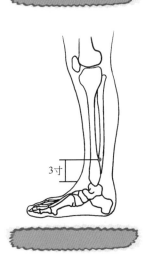

加油站

耳穴贴压治疗失眠

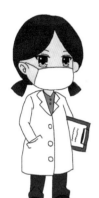

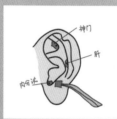

取穴

主穴：皮质下、心、神门、枕、交感。

配穴：心烦口苦——肝、胆；健忘乏力——脾；手足心有潮热感——肾。

操作

上述耳穴以王不留行籽贴压，以手或耳穴按摩棒轻推所选耳穴，压力适中，以有酸胀感为宜，每天按摩3～5次，睡前半小时按摩一次，3～5天更换一次，双耳交替，10天为1个疗程。

注意事项

耳穴贴压法宜长期坚持使用，治疗过程中嘱患者保持乐观心态，规律作息，加强锻炼，合理饮食，可逐渐解除患者对安眠药的依赖性或成瘾性。

方义

刺激耳穴心、肝、脾、肾等，可以起到宁心安神、疏肝理气、健脾补肾之功效。刺激神门、交感、皮质下，可以镇静、催眠、安神，还可以调节大脑皮质及血管舒缩功能。

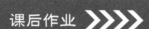

课后作业 ▶▶▶▶

拿起你手中的笔画出本节的思维导图吧！

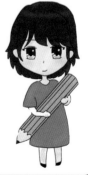

第4章

寻找人体止痛的开关——
头面躯体痛证

头痛

课前导读

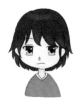

医生您好！我这几天头部左侧痛得厉害，有时跳着痛，有时隐隐痛，是什么原因引起的呢？

您现在是处于经期吗？之前是否出现过月经来潮前或者经期的头痛呢？

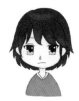

是的，就是跟月经有关系，每次经期都会出现左侧头痛。

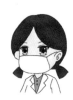

这是比较典型的偏头痛，女性患者多数伴随月经周期出现，常见一侧颞部疼痛。头痛的原因和症状都比较复杂，需要结合临床症状和辅助检查确定病因后再针对性治疗。

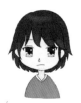

医生，那我这种头痛怎么治疗效果好呢？

针灸治疗可以结合头痛的部位与性质采用针对性的治疗措施，是治疗偏头痛的不错的方法，还可以配合梅花针叩刺加强疗效。

案例实战

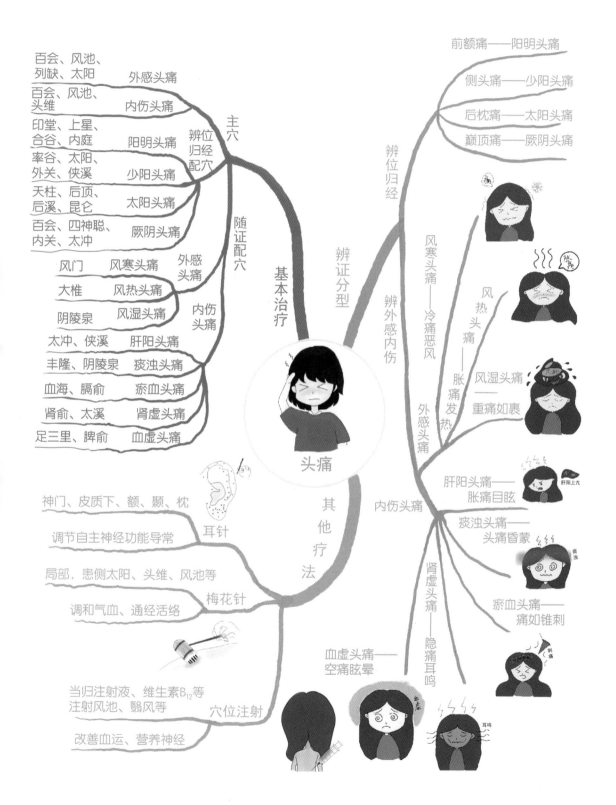

百会、风池、列缺、太阳 — 外感头痛

百会、风池、头维 — 内伤头痛

印堂、上星、合谷、内庭 — 阳明头痛

率谷、太阳、外关、侠溪 — 少阳头痛

天柱、后顶、后溪、昆仑 — 太阳头痛

百会、四神聪、内关、太冲 — 厥阴头痛

辨位归经配穴 — 主穴

随证配穴

风门 — 风寒头痛

大椎 — 风热头痛

阴陵泉 — 风湿头痛 — 外感头痛

太冲、侠溪 — 肝阳头痛

丰隆、阴陵泉 — 痰浊头痛

血海、膈俞 — 瘀血头痛

肾俞、太溪 — 肾虚头痛

足三里、脾俞 — 血虚头痛 — 内伤头痛

基本治疗

辨位归经

辨证分型

前额痛——阳明头痛

侧头痛——少阳头痛

后枕痛——太阳头痛

巅顶痛——厥阴头痛

辨外感内伤

风寒头痛——冷痛恶风

风热头痛——胀痛发热

风湿头痛——重痛如裹 — 外感头痛

肝阳头痛——胀痛目眩

痰浊头痛——头痛昏蒙

瘀血头痛——痛如锥刺

肾虚头痛——隐痛耳鸣

血虚头痛——空痛眩晕 — 内伤头痛

头痛

神门、皮质下、额、颞、枕

调节自主神经功能导常 — 耳针

局部，患侧太阳、头维、风池等

调和气血、通经活络 — 梅花针

当归注射液、维生素B₁₂等注射风池、翳风等

改善血运、营养神经 — 穴位注射

其他疗法

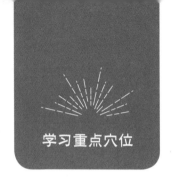

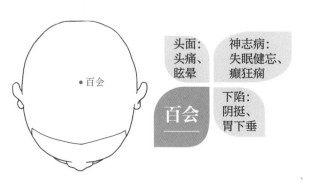

头面:
头痛、
眩晕

神志病:
失眠健忘、
癫狂痫

百会

下陷:
阴挺、
胃下垂

定眩安神、升阳举陷要穴

【定位】在头部,当前发际正中直上5寸。

【手法】平刺0.5～0.8寸。

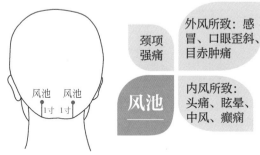

颈项
强痛

外风所致:感
冒、口眼歪斜、
目赤肿痛

风池

内风所致:
头痛、眩晕、
中风、癫痫

祛风要穴

【定位】项部枕骨之下,胸锁乳突肌与斜
方肌上端之间的凹陷,平风府。

【手法】针尖微下,向鼻尖方向斜刺0.8～
1.2寸,或平刺透风府。

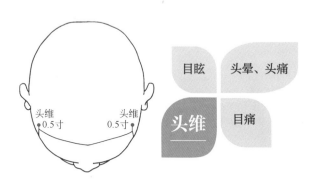

目眩

头晕、头痛

头维

目痛

通调头部经气

【定位】当额角发际上0.5寸,头正中线
旁,距神庭4.5寸。

【手法】平刺0.5～1寸。

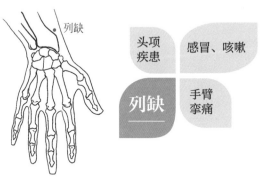

头项
疾患

感冒、咳嗽

列缺

手臂
挛痛

头项疾患要穴

【定位】在前臂桡侧缘,桡骨茎突上方,
腕横纹上1.5寸。

【手法】向上斜刺0.5～0.8寸。

请圈出正确的穴位

扫码获取
· 穴位答案
· 拓展资料

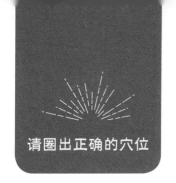

头维

百会

膈俞

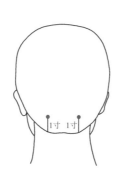

百会

颊车

风池

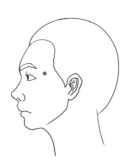

外关

内关

太阳

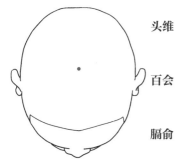

头维

风池

四白

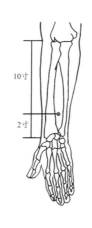

外关

合谷

地仓

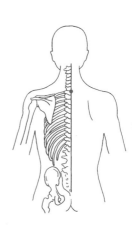

大椎

三阴交

水沟

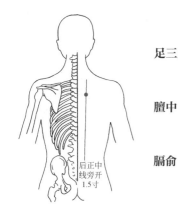

足三里

膻中

膈俞

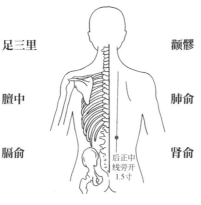

颧髎

肺俞

肾俞

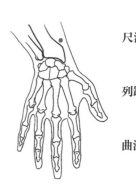

尺泽

列缺

曲池

加油站

西医相关疾病鉴别

脑出血
伴肢体偏瘫和意识障碍；血压突然升高。

急性头痛

蛛网膜下腔出血
见刀劈样或爆裂样剧痛；剧烈活动或情绪激动时诱发。

脑膜炎
全面性头痛，枕部较剧；活动或屈颈时加重。

高血压头痛
晨起头痛较重；头痛与血压高低有直接关系。

慢性反复性头痛

五官科疾病的头痛
①眼疲劳：额部头痛，书写、阅读后可见；
②鼻炎：急性鼻炎常引起头痛，伴鼻塞、流涕。

三叉神经痛
针刺样、电击样剧痛；疼痛持续时间短，数秒至1～2min；多存在扳机点。

紧张性头痛
多为两额部、后枕、颈项部疼痛；头部紧箍感、压迫感；头痛呈持续性。

偏头痛
一侧额颞部疼痛；伴恶心呕吐、畏光；情绪刺激、月经来潮等为诱因。

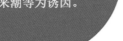

课后作业 〉〉〉〉

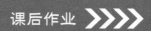

拿起你手中的笔画出本节的思维导图吧！

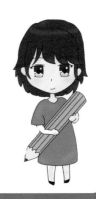

② 腰痛

课前导读

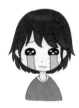

> 医生，我腰部疼痛很多年了，一干活就疼得厉害，揉按腰部会好点。而且我平时总觉得累，手脚冰凉，是得了什么病？

> 您这种情况要考虑肾虚腰痛。腰痛有多种类型，如寒湿腰痛、瘀血腰痛、肾虚腰痛等。腰部疼痛酸软、劳累加重、休息缓解多是肾虚腰痛，病情容易反复。

> 原来如此！

> 肾虚腰痛多表现为长期隐痛，常见于西医中所说的慢性腰肌劳损，多由腰部长期保持一种姿势不变而导致，可以参照治疗。

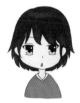

> 有什么治疗的好方法吗？

> 腰痛可以针灸治疗，阿是穴、委中都是常用穴位。肾虚腰痛可以加上肾俞，配合艾灸来温补，也可选用拔罐、穴位注射等其他方法治疗。同时，腰痛患者要注意进行适当的腰部锻炼，促进恢复。

案例实战

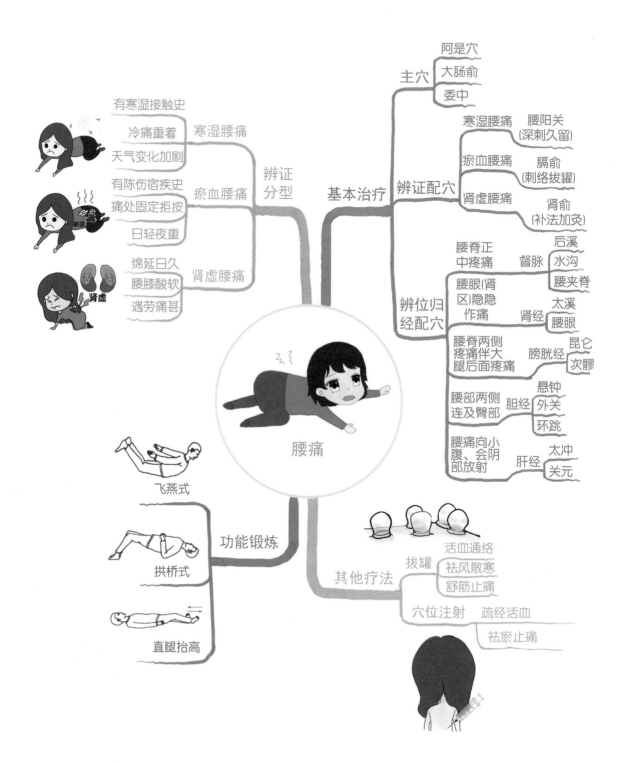

阿是穴
大肠俞 主穴
委中

寒湿腰痛 —— 腰阳关(深刺久留)
瘀血腰痛 —— 膈俞(刺络拔罐) 辨证配穴
肾虚腰痛 —— 肾俞(补法加灸)

基本治疗

后溪
腰脊正中疼痛 —— 督脉 —— 水沟
腰夹脊

腰眼(肾区)隐隐作痛 —— 肾经 —— 太溪
腰眼 辨位归经配穴

腰脊两侧疼痛伴大腿后面疼痛 —— 膀胱经 —— 昆仑
次髎

腰部两侧连及臀部 —— 胆经 —— 悬钟
外关
环跳

腰痛向小腹、会阴部放射 —— 肝经 —— 太冲
关元

有寒湿接触史
冷痛重着 寒湿腰痛
天气变化加剧

有陈伤宿疾史
痛处固定拒按 瘀血腰痛 辨证分型
日轻夜重

绵延日久
腰膝酸软 肾虚腰痛
遇劳痛甚

腰痛

飞燕式
拱桥式 功能锻炼
直腿抬高

活血通络
拔罐 祛风散寒
舒筋止痛 其他疗法

穴位注射 —— 疏经活血
祛瘀止痛

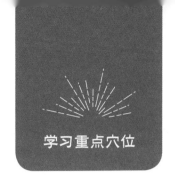

扫码获取
· 穴位详解
· 手法示范
· 专题知识

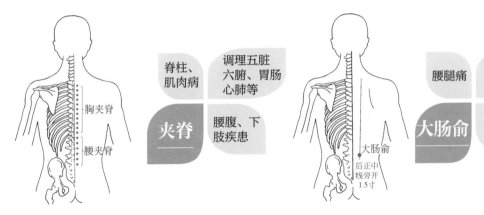

脊柱、肌肉病

调理五脏六腑、胃肠心肺等

夹脊

腰腹、下肢疾患

胸夹脊

腰夹脊

腰腿痛

胃肠病证：腹胀、腹泻、便秘

大肠俞

大肠俞
后正中线旁开
1.5寸

善治脊柱相关组织病变

【定位】在背腰部，当第 1 胸椎至第 5 腰椎棘突下两侧，后正中线旁开 0.5 寸。

【手法】直刺 0.3 ~ 1 寸，或用梅花针叩刺；可灸。

治疗腰腿痛之特效穴、大肠疾病之常用穴

【定位】在脊柱区，第 4 腰椎棘突下，后正中线旁开 1.5 寸。

【手法】直刺 0.8 ~ 1.2 寸。

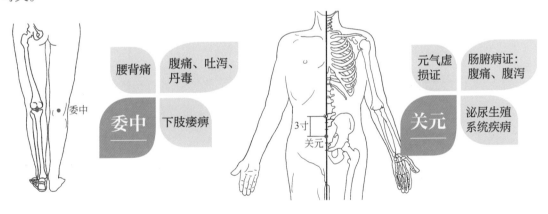

腰背痛

腹痛、吐泻、丹毒

委中

下肢痿痹

委中

元气虚损证

肠腑病证：腹痛、腹泻

关元

泌尿生殖系统疾病

3寸

关元

腰痛要穴

【定位】在膝后区，腘横纹中点。

【手法】直刺 1 ~ 1.5 寸。

下焦病要穴，强壮要穴

【定位】在下腹部，前正中线上，脐中下 3 寸。

【手法】直刺 1 ~ 1.5 寸，针前排尿，孕妇慎用。

阿是穴

有痛便是穴

【主治】以治疗各种局部性痛症为主，还可以治疗躯体病、脏腑病，以及任何与之相关的病证。

【手法】随穴而定。

【定位】随病而定，多位于病变的附近，也可在与其距离较远的部位，取穴方法是以痛为腧。

扫码获取
· 穴位答案
· 拓展资料

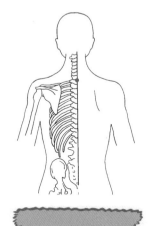

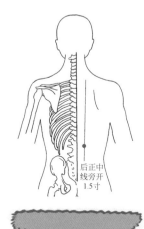

后正中
线旁开
1.5寸

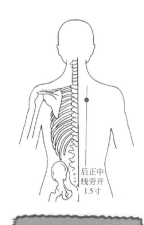

后正中
线旁开
1.5寸

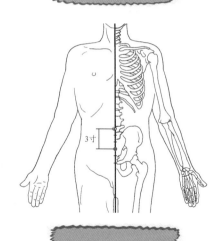

3寸

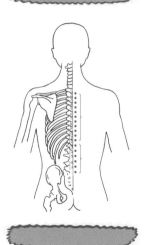

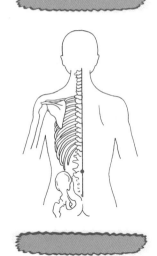

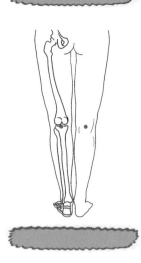

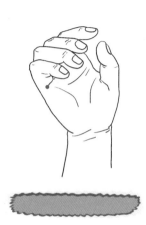

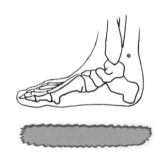

加油站

西医相关疾病鉴别

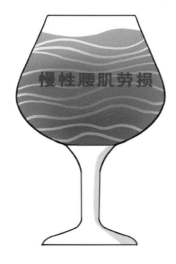

病因：腰部长期保持一种姿势导致腰部软组织劳损。

特点：腰背部长期隐痛，坐位起立时腰部僵硬，需手扶腰部站起。

病因：腰椎间盘病变纤维环破裂后髓核突出，刺激或压迫神经根、血管或脊髓等组织。

特点：腰痛和一侧下肢放射痛是该病的主要症状。脊柱侧弯，直腿抬高试验（+），咳嗽、排便用力时腰痛加重。

腰椎间盘突出症是独立的病证，有时也与腰椎管狭窄并见。

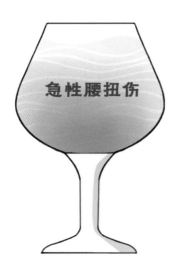

病因：搬抬重物或突然站立时腰部用力不当。

特点：腰部肌肉收缩，坚硬如板（板状腰）；脊柱常向一侧弯曲，用手扶腰行走，坐下缓慢，上床困难。

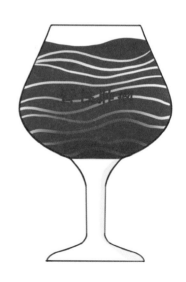

病因：肿瘤压迫神经根、脊髓或血管。

特点：疼痛主要表现为夜间痛或清晨痛，并且一般在白天因活动而缓解。当脊髓受压时，患者表现为感觉和运动的障碍，甚至瘫痪。

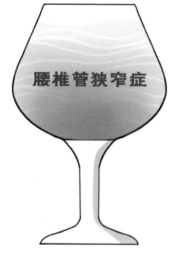

病因：系腰椎间盘、关节突和韧带退化而致狭窄，对马尾神经或神经根造成压迫。

特点：多发生于中年以上患者，起病缓慢，主要症状是腰痛、腿痛和间歇性跛行。腰痛主要在下腰部及骶部，站立行走时重，坐位及侧位屈髋时轻。腿痛常累及两侧，步行时加重，或伴有下肢感觉异常，运动乏力，特称为神经原性间歇性跛行。

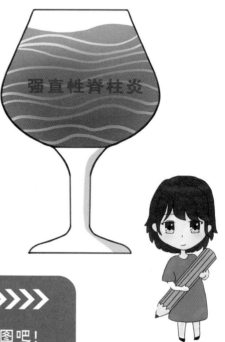

病因：骶髂关节和脊柱附着点炎症。

特点：最重要的症状为脊柱活动范围减小。早期可出现腰痛、腰僵3个月以上，经休息不能缓解，逐渐发展为脊柱疼痛、僵硬感，甚至活动功能受限。

课后作业 **>>>>**

拿起你手中的笔画出本节的思维导图吧！

③ 痹证

课前导读

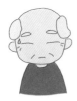

医生，我今年 70 多岁了，这两年膝关节比天气预报都准确，遇到天气变化提前就会有酸痛的感觉。

老人家，膝关节骨性关节炎高发于中老年人，而且年龄越大，发病率越高。您刚才提到的阴雨天加重的表现也比较常见，中医认为跟湿邪有关系，属于中医痹证的范畴。

原来是这样，那与我经常爬山有关系吗？

我们常说"三分治七分养"，对于膝关节炎更是如此，爬山、跳舞、跑步等短时间大量的运动可能会加重病情，不利于保护膝关节，所以膝关节炎患者不宜进行类似的运动。

我这几年也治疗过，听人说有种特殊的方法火针，治疗膝关节疼痛效果不错，是这样吗？

膝关节炎是针灸疗法的适应证，针灸疗法中许多特殊的方法如火针、蜂针都可以用来治疗膝关节病，也都有相应的适应证，医生需要根据患者的具体临床表现选择相应的方法进行治疗。

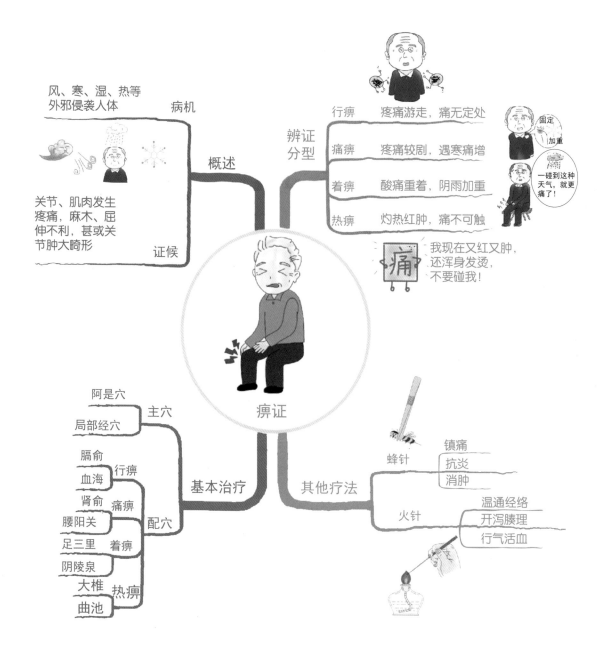

风、寒、湿、热等外邪侵袭人体 —— 病机

概述

证候 —— 关节、肌肉发生疼痛，麻木、屈伸不利，甚或关节肿大畸形

辨证分型

行痹 —— 疼痛游走，痛无定处

痛痹 —— 疼痛较剧，遇寒痛增

着痹 —— 酸痛重着，阴雨加重

热痹 —— 灼热红肿，痛不可触

固定 加重

一碰到这种天气，就更痛了！

痛

我现在又红又肿，还浑身发烫，不要碰我！

痹证

主穴 —— 阿是穴 / 局部经穴

配穴
- 行痹 —— 膈俞 / 血海
- 痛痹 —— 肾俞 / 腰阳关
- 着痹 —— 足三里 / 阴陵泉
- 热痹 —— 大椎 / 曲池

基本治疗

其他疗法

蜂针 —— 镇痛 / 抗炎 / 消肿

火针 —— 温通经络 / 开泻腠理 / 行气活血

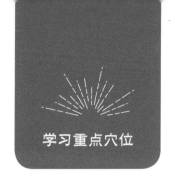

学习重点穴位

扫码获取
· 穴位详解
· 手法示范
· 专题知识

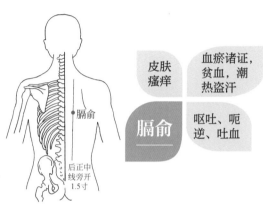

皮肤瘙痒

血瘀诸证，贫血，潮热盗汗

膈俞

呕吐、呃逆、吐血

血证要穴

【定位】在脊柱区，第 7 胸椎棘突下，后正中线旁开 1.5 寸。

【手法】斜刺 0.5 ~ 0.8 寸。

肾虚病证

遗精阳痿，月经不调，不孕不育

肾俞

消渴

善治肾脏及其相关组织器官病证

【定位】在脊柱区，第 2 腰椎棘突下，后正中线旁开 1.5 寸。

【手法】直刺 0.5 ~ 1 寸。

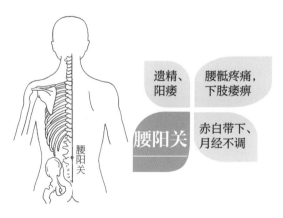

遗精、阳痿

腰骶疼痛，下肢痿痹

腰阳关

赤白带下、月经不调

善治寒湿腰痛

【定位】在腰部，当后正中线上，第 4 腰椎棘突下凹陷中。

【手法】直刺或向上斜刺 0.5 ~ 1 寸。多用灸法。

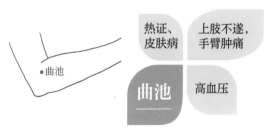

热证、皮肤病

上肢不遂，手臂肿痛

曲池

高血压

全身祛风退热要穴

【定位】在屈肘呈直角时，当肘横纹外侧端与肱骨外上髁连线中点处。

【手法】直刺 1 ~ 1.5 寸。

扫码获取
· 穴位答案
· 拓展资料

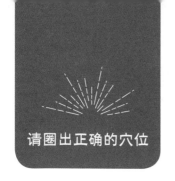

水沟
曲池
条口

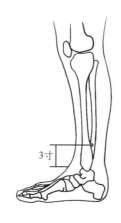

三阴交
颊车
腰阳关

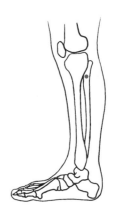

颧髎
列缺
阴陵泉

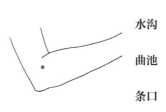

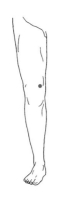

列缺
血海
后溪

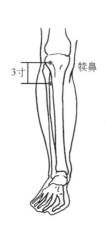

3寸　犊鼻

足三里
太阳
隐白

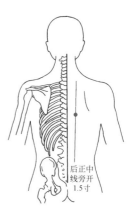

大肠俞
脾俞
膈俞

后正中
线旁开
1.5寸

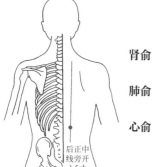

肾俞
肺俞
心俞

后正中
线旁开
1.5寸

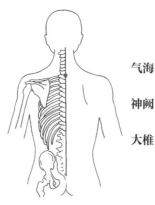

气海
神阙
大椎

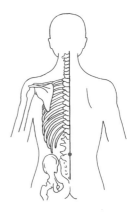

肾俞
腰阳关
定喘

加油站

西医相关疾病鉴别

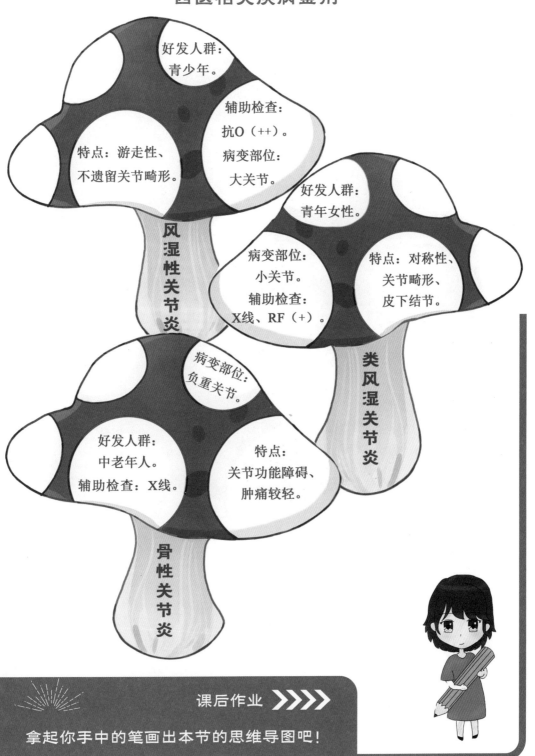

好发人群：青少年。

辅助检查：抗O（++）。
病变部位：大关节。

特点：游走性、不遗留关节畸形。

风湿性关节炎

好发人群：青年女性。

病变部位：小关节。
辅助检查：X线、RF（+）。

特点：对称性、关节畸形、皮下结节。

类风湿关节炎

病变部位：负重关节。

好发人群：中老年人。
辅助检查：X线。

特点：关节功能障碍、肿痛较轻。

骨性关节炎

课后作业 ▶▶▶▶

拿起你手中的笔画出本节的思维导图吧！

第5章

不可不知的关节疾病——四肢关节病证

肩周炎

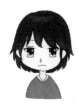 ## 课前导读

医生您好！我左侧肩膀痛了一段时间了，之前晚上有时痛得睡不好觉，最近拿东西、梳头受影响，是什么问题呢？

您跟着我做几个动作（左侧肩部的外展、上举、内收、后伸）。您的左侧肩部外展和上举活动受限，结合症状，可诊断为"肩周炎"，这种疾病中老年人常见，又称"五十肩"；由于后期出现拧衣服、梳头、提裤等活动受限，还称为"冻结肩"。

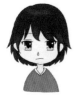 我也试过外涂药物和贴过膏药，现在夏天贴膏药太长时间皮肤又痒又红，能用针灸治疗吗？

针灸治疗肩周炎配合功能锻炼，效果较好，我先教您功能锻炼方法吧。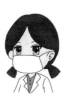

案例实战

肩部酸痛，劳累痛增

头晕目眩，耳鸣耳聋，
腰膝酸软

舌质淡，脉细弱或沉

肝肾亏虚

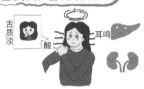

肩部束痛，阴雨天加重

畏风恶寒，舌质淡

苔薄白或腻，脉弦滑或弦紧

风寒侵袭

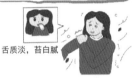

肩部肿痛，疼痛拒按

夜间痛甚

舌质暗或有瘀斑，
脉弦或细涩

气滞血瘀

辨证分型

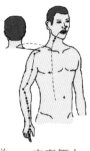

好发人群　　中老年人

症状　　肩部长期疼痛、
活动受限

概述

归经

阳明经型

肩峰前缘及上臂外侧
前缘疼痛或有压痛，
上肢后背在上举时疼
痛加重或功能障碍

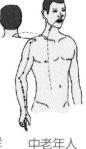

少阳经型

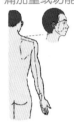

肩关节上缘及上臂
外侧中间、三角肌
处疼痛或有压痛，
上肢外展时疼痛加
重或功能障碍

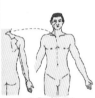

太阳经型
肩关节后缘及上臂
外侧后缘疼痛或有
压痛，上肢内收或
内旋时疼痛加重或
功能障碍

肩周炎

其他疗法——辨位归经论治

治疗

肩髃
肩髎
肩贞
阿是穴
中平穴

主穴

基本治疗

太溪、肾俞　　肝肾亏虚

大椎、合谷　　风寒侵袭

血海、膈俞　　气滞血瘀

配穴

穴位均取患侧。
根据分型，取相应上肢
穴位及下肢同名经穴位
透刺，施快速捻转手法，
留针30min，每隔10min
行针1次。
留针期间嘱患者由小范围
到大范围逐渐活动肩关节

取穴

阳明经型：
手三里、条口透承山

少阳经型：外关、
阳陵泉透阴陵泉

太阳经型：
天宗、昆仑透太溪

混合型：合并取穴

操作

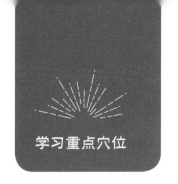

学习重点穴位

扫码获取
· 穴位详解
· 手法示范
· 专题知识

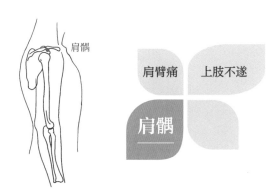

肩髃
肩臂痛　上肢不遂
肩髃

肩臂痛要穴，与肩髎、肩贞合称肩三针

【定位】在肩部，三角肌上，臂外展或平举时，当肩峰前下方凹陷处。

【手法】直刺或向下斜刺 0.8 ~ 1.5 寸。肩周炎宜向肩关节直刺，上肢不遂宜向三角肌方向斜刺。

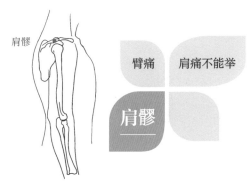

肩髎
臂痛　肩痛不能举
肩髎

肩臂痛要穴，与肩髃、肩贞合称肩三针

【定位】在肩部，当臂外展时，于肩峰后下方呈现凹陷处，当肩髃后方。

【手法】向肩关节直刺 1 ~ 1.5 寸。

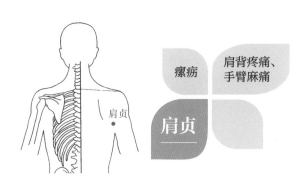

瘰疬　肩背疼痛、手臂麻痛
肩贞

肩臂痛要穴，与肩髃、肩髎合称肩三针

【定位】在肩关节后下方，臂内收肘后纹头上 1 寸（指寸）。

【手法】直刺或斜刺 1 ~ 1.5 寸，不宜向胸侧深刺。临床上既可使用电针，又可使用温针灸、穴位注射等方法治疗。

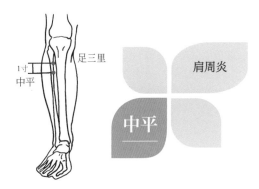

足三里
1寸
中平
肩周炎
中平

肩周炎经验效穴

【定位】位于足三里下 1 寸。

【手法】巨刺法，即取健侧中平，双肩发病取双侧穴。多采用 3 寸毫针，刺入 2.5 寸，大幅度提插捻转，得气后，嘱患者主动或被动活动患侧肩关节，每次 30min。

扫码获取
· 穴位答案
· 拓展资料

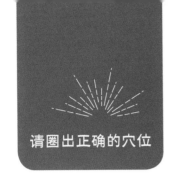

肩贞

肩髎

肩髃

肩贞

肩髎

肩髃

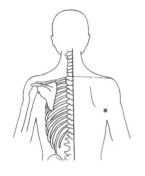

肩贞

肩髎

肩髃

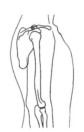

1寸　足三里

中平

三阴交

地机

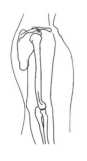

足三里

血海

丰隆

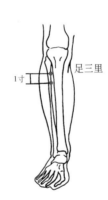

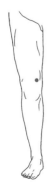

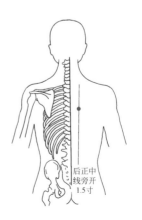

心俞

膈俞

脾俞

后正中线旁开1.5寸

加油站

功能锻炼

肩周炎属自限性疾病，患者坚持正确的功能锻炼，可改善血液循环、松解粘连、防止肌肉萎缩，能起到很好的治疗效果。

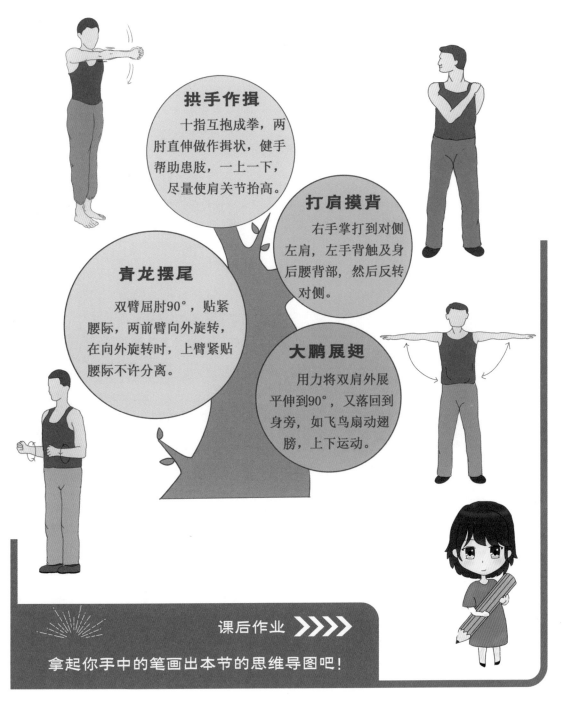

拱手作揖

十指互抱成拳，两肘直伸做作揖状，健手帮助患肢，一上一下，尽量使肩关节抬高。

打肩摸背

右手掌打到对侧左肩，左手背触及身后腰背部，然后反转对侧。

青龙摆尾

双臂屈肘90°，贴紧腰际，两前臂向外旋转，在向外旋转时，上臂紧贴腰际不许分离。

大鹏展翅

用力将双肩外展平伸到90°，又落回到身旁，如飞鸟扇动翅膀，上下运动。

课后作业 ▶▶▶▶

拿起你手中的笔画出本节的思维导图吧！

② 颈肩综合征

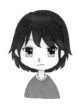

医生，我最近脖子和肩膀僵硬酸痛，有时活动脖子时听到弹响声，右手也有些不舒服，手指发麻，这种情况严重吗？

颈项部僵硬不适、活动不利，多由颈肩综合征引起，与颈肩部肌肉劳损、颈椎退行性病变有关。颈肩部肌肉韧带钙化活动时会出现弹响声，如果颈椎退行性病变（如椎间盘突出、骨质增生）压迫神经、血管，也会出现上肢无力、手指麻木的情况。您是从事什么工作的呢？

我在单位从事财务工作，可能跟我的工作有关系吧，我有几个同事也是这样，听他们说针灸可以治疗颈肩痛，所以才过来看看的。

这个疾病的发生的确与生活工作方式如长期使用电脑、手机有关系，近年来发病年龄明显呈现年轻化的趋势。针灸治疗可以起到缓解症状的作用。

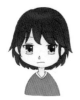

那一般需要治疗多少次呢？一次需要治疗多久？

一般需要治疗 10 次，也就是 1 个疗程，电针配合拔罐疗法效果较好，一次大约需要半小时。

案例实战

颈肩、上肢酸痛麻木，
以痛为主，颈部僵硬，
活动不利，恶寒畏风。
舌淡红，苔薄白，脉弦紧

风寒痹阻

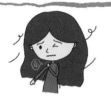

颈肩酸痛，头晕目眩，
面色苍白，心悸气短，
倦怠乏力。舌淡苔少，
脉细弱

气血亏虚

辨证分型

伴上肢疼痛或麻木

持续性或间断性颈肩
疼痛或肌肉僵硬不舒

颈项部活动
明显受限

主症

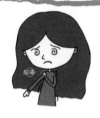

痰瘀阻络

基本治疗

颈三针 —— 百劳
大杼
天柱

列缺

颈肩综合征

头重如裹，颈肩、
臂痛如锥刺，纳呆。
舌暗红，苔黄腻，
脉弦滑

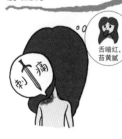

肝肾不足

其他疗法

走罐疗法

耳鸣耳聋，失眠多梦，
颈臂隐痛，面红耳赤。
舌红少津，脉弱

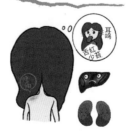

推拿治疗

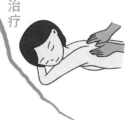

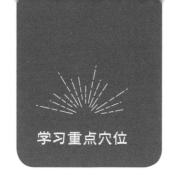

学习重点穴位

扫码获取
· 穴位详解
· 手法示范
· 专题知识

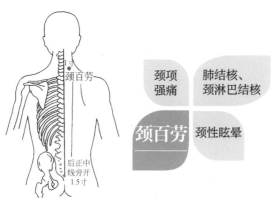

肺部劳损、劳伤的重要穴位

【定位】在项部，当大椎直上 2 寸，后正中线旁开 1 寸。

【手法】直刺或向脊柱方向斜刺 0.5 ~ 1 寸。

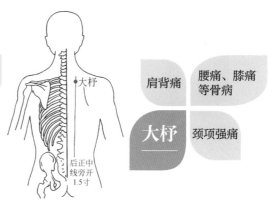

胸肺项背疾患要穴

【定位】在背部，当第 1 胸椎棘突下，后正中线旁开 1.5 寸。

【手法】直刺或向脊柱方向斜刺 0.5 ~ 0.8 寸。深部为胸膜及肺，故不宜深刺；深刺易引起气胸。

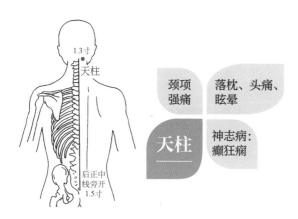

头项疾患要穴

【定位】位于项部大筋（斜方肌）外缘之后发际凹陷中，约当后发际线正中旁开 1.3 寸。

【手法】直刺或向脊柱方向斜刺 0.5 ~ 0.8 寸，不可向内上方深刺，以免伤及延髓。

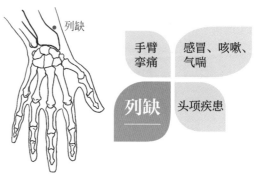

头项疾患要穴

【定位】在前臂桡侧缘，桡骨茎突上方，腕横纹上 1.5 寸。

【手法】向上斜刺 0.5 ~ 0.8 寸。

扫码获取
· 穴位答案
· 拓展资料

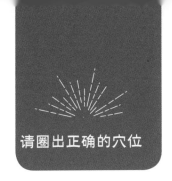

大杼

肩贞

颈百劳

后正中线旁开1.5寸

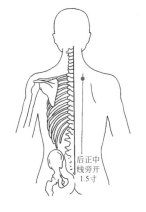

颈百劳

肩贞

天柱

后正中线旁开1.5寸

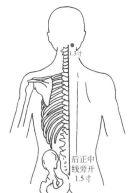

肩贞

风池

天柱

后正中线旁开1.5寸

1.3寸

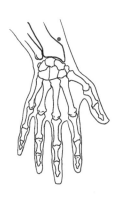

列缺

合谷

水沟

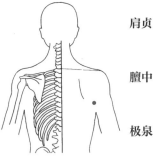

肩贞

膻中

极泉

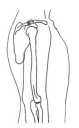

肩髎

百会

地仓

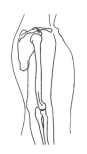

肩髃

颊车

风池

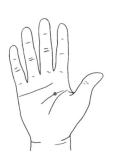

劳宫

列缺

太阳

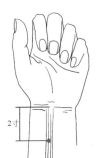

内关

头维

四白

2寸

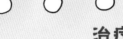 **加油站**

走罐

治疗

　　患者取俯卧位，医生在酸胀、麻木及疼痛的颈肩部、胸锁乳突肌、斜方肌外上缘处皮肤上涂抹适量跌打万花油，将火罐吸附于皮肤上，并于病变部位来回推动火罐，以局部皮肤出现紫红色或紫黑色瘀点为宜。走罐后采用三棱针在瘀点局部点刺，选口径适中的火罐用闪火法在上述部位拔罐，留罐约10min，每处出血2～3mL，隔日一次，5次为1个疗程。

作用

　　走罐疗法可使局部皮肤毛细血管扩张，血液循环增快，局部炎症得到消除和缓解，局部组织疼痛及痉挛得以解除，刺络拔罐则更能将局部瘀滞邪毒进一步排出，使邪毒随血尽出，热毒解而余邪去，瘀阻通而疼痛止。

注意事项

　　走罐时用力宜均匀适中，以免损伤皮肤；刺络拔罐后宜保持局部皮肤清洁，以防感染。

 课后作业 〉〉〉〉

拿起你手中的笔画出本节的思维导图吧！

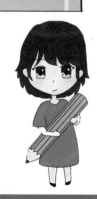

③ 膝关节炎

课前导读

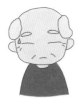

> 医生您好，我这几天走路的时候膝盖总是痛，下楼的时候尤其痛，我这是怎么了啊？

> 您这几天膝盖有没有受凉或者有没有外伤？

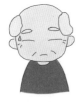

> 好像有受凉，那天我骑车子刮大风来着，当时就感觉凉飕飕的。

> 按照您所说的症状可能是膝关节炎。膝关节炎主要见于中老年人，主要是由于膝关节长期负重或运动不当，或由于年老体虚、肝肾渐衰，容易感受风寒湿邪造成膝关节局部的疼痛、麻木、肿胀，尤以上下楼梯时为甚。您这种情况，针灸、拔罐治疗一段时间就会有所改善的。

案例实战

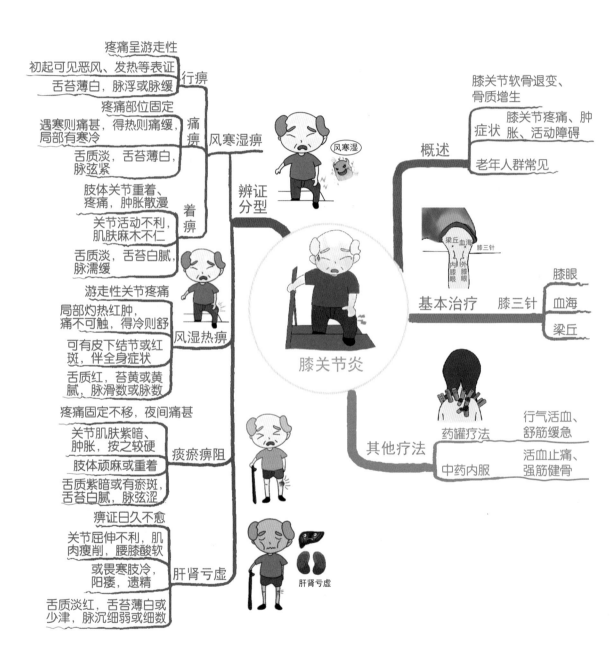

疼痛呈游走性

初起可见恶风、发热等表证

舌苔薄白,脉浮或脉缓 —— 行痹

疼痛部位固定

遇寒则痛甚,得热则痛缓,局部有寒冷 —— 痛痹

舌质淡,舌苔薄白,脉弦紧

肢体关节重着、疼痛,肿胀散漫

关节活动不利,肌肤麻木不仁 —— 着痹

舌质淡,舌苔白腻,脉濡缓

风寒湿痹 风寒湿

游走性关节疼痛

局部灼热红肿,痛不可触,得冷则舒

可有皮下结节或红斑,伴全身症状 —— 风湿热痹

舌质红,苔黄或黄腻,脉滑数或脉数

辨证分型

疼痛固定不移,夜间痛甚

关节肌肤紫暗、肿胀,按之较硬

肢体顽麻或重着 —— 痰瘀痹阻

舌质紫暗或有瘀斑,舌苔白腻,脉弦涩

痹证日久不愈

关节屈伸不利,肌肉瘦削,腰膝酸软

或畏寒肢冷,阳痿,遗精 —— 肝肾亏虚

舌质淡红,舌苔薄白或少津,脉沉细弱或细数

肝肾亏虚

膝关节炎

概述 —— 膝关节软骨退变、骨质增生

症状 —— 膝关节疼痛、肿胀、活动障碍

老年人群常见

梁丘 血海 膝三针
内膝眼 外膝眼

膝眼

基本治疗 —— 膝三针 —— 血海

梁丘

药罐疗法 —— 行气活血、舒筋缓急

其他疗法

中药内服 —— 活血止痛、强筋健骨

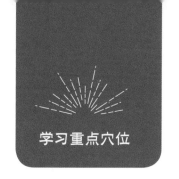

学习重点穴位

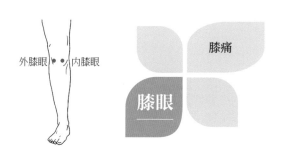

膝眼

外膝眼 内膝眼

膝痛

膝关节痛经验穴

【定位】屈膝,在髌韧带两侧凹陷处,分内、外膝眼,共两穴。

【手法】屈膝,每次取两穴,向内侧刺1 ~ 1.5寸,勿刺入关节腔。

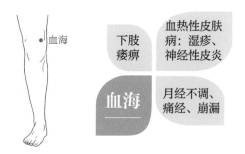

血海

血海

下肢痿痹

血热性皮肤病:湿疹、神经性皮炎

月经不调、痛经、崩漏

清泻血热要穴

【定位】屈膝,在大腿内侧,髌底内侧端上2寸,当股四头肌内侧头的隆起处。

【手法】直刺1 ~ 1.5寸。

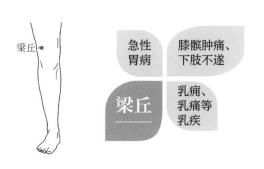

梁丘

梁丘

急性胃病

膝髌肿痛、下肢不遂

乳痈、乳痛等乳疾

膝关节痛常用穴

【定位】屈膝,在大腿前面,当髂前上棘与髌底外侧端连线上,髌底上2寸。

【手法】直刺1 ~ 1.5寸。

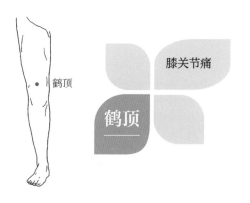

鹤顶

鹤顶

膝关节痛

膝关节痛经验效穴

【定位】位于膝部,髌骨上缘正中凹陷处。

【手法】直刺0.5 ~ 0.8寸。

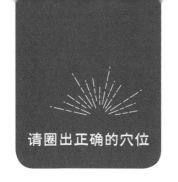

扫码获取
· 穴位答案
· 拓展资料

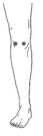

血海

膝眼

梁丘

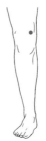

血海

足三里

丰隆

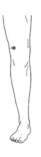

梁丘

膝眼

丰隆

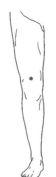

梁丘

鹤顶

血海

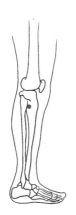

阴陵泉

阳陵泉

血海

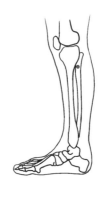

阳陵泉

阴陵泉

悬钟

加油站

药罐疗法治疗膝关节炎

操作

将羌活、独活、防风、木瓜、桑枝、川断、牛膝、杜仲、艾叶、鸡血藤、川芎、当归各15g装入布袋内，加清水煮沸5min，再把小号竹罐投入药汁内煮10min，使用时用镊子夹起竹罐直接叩于患侧内、外膝眼及鹤顶穴处，每次15min，隔日1次，10次为1个疗程。

方义

方用杜仲、牛膝、川断补益肝肾，防风、木瓜、桑枝、羌活、独活祛风通络，红花、川芎、艾叶、鸡血藤、当归活血祛瘀。内膝眼、外膝眼、鹤顶位于膝关节局部，配合药罐疗法可使上述药液通过穴位渗透入肌肤，达到舒筋活络、散寒止痛的作用。

注意事项

如局部皮肤破损、肌肉瘦削、骨骼凹凸不平则不宜使用。

课后作业 ▶▶▶▶

拿起你手中的笔画出本节的思维导图吧！

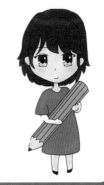

第6章

女性经期宜保养——
妇科病证

月经不调

课前导读

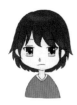

医生，我这几个月都有月经不正常的情况，每个月都会提前，量比较少，总是觉得疲乏无力，特别是经期，是否可以调理呢？

您描述的症状属于月经不调的表现，需要根据月经周期进行调整，在月经来潮前 3 ~ 5 天开始治疗，这样效果更好。

我感觉这种情况跟之前经期经常吃冷的东西和工作压力大有关系，饮食和生活方面需要注意些什么呢？

您说得没错，经期调摄对月经不调的治疗很重要。经期忌食生冷食物，注意保暖，避免淋雨涉水，保证睡眠充足、作息规律与调整紧张焦虑情绪都是需要注意的事项。

案例实战

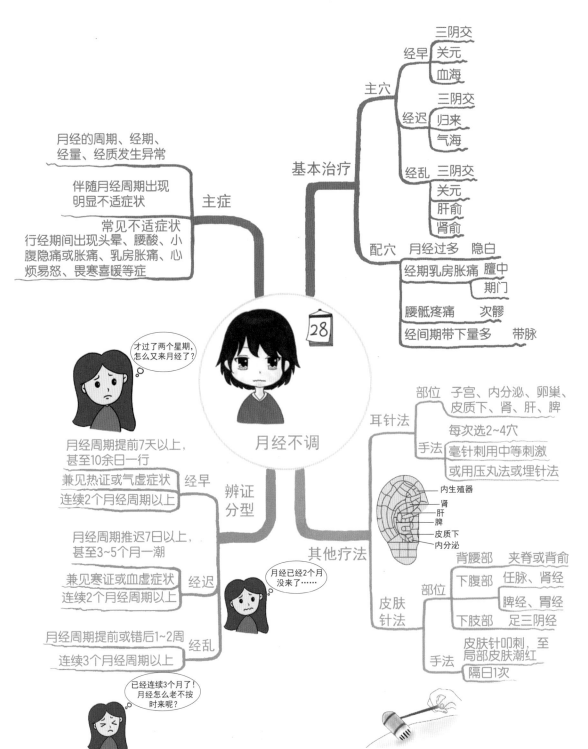

主症
- 月经的周期、经期、经量、经质发生异常
- 伴随月经周期出现明显不适症状
- 常见不适症状 行经期间出现头晕、腰酸、小腹隐痛或胀痛、乳房胀痛、心烦易怒、畏寒喜暖等症

基本治疗
- 主穴
  - 经早: 三阴交、关元、血海
  - 经迟: 三阴交、归来、气海
  - 经乱: 三阴交、关元、肝俞、肾俞
- 配穴
  - 月经过多: 隐白
  - 经期乳房胀痛: 膻中、期门
  - 腰骶疼痛: 次髎
  - 经间期带下量多: 带脉

辨证分型
- 经早
  - 月经周期提前7天以上，甚至10余日一行
  - 兼见热证或气虚症状
  - 连续2个月经周期以上
- 经迟
  - 月经周期推迟7日以上，甚至3~5个月一潮
  - 兼见寒证或血虚症状
  - 连续2个月经周期以上
- 经乱
  - 月经周期提前或错后1~2周
  - 连续3个月经周期以上

才过了两个星期，怎么又来月经了?

月经不调

月经已经2个月没来了……

已经连续3个月了! 月经怎么老不按时来呢?

其他疗法
- 耳针法
  - 部位: 子宫、内分泌、卵巢、皮质下、肾、肝、脾
  - 手法: 每次选2~4穴、毫针刺用中等刺激或用压丸法或埋针法
    - 内生殖器、肾、肝、脾、皮质下、内分泌
- 皮肤针法
  - 部位
    - 背腰部: 夹脊或背俞
    - 下腹部: 任脉、肾经、脾经、胃经
    - 下肢部: 足三阴经
  - 手法: 皮肤针叩刺，至局部皮肤潮红、隔日1次

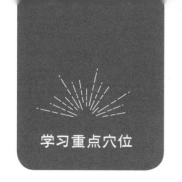

学习重点穴位

扫码获取
· 穴位详解
· 手法示范
· 专题知识

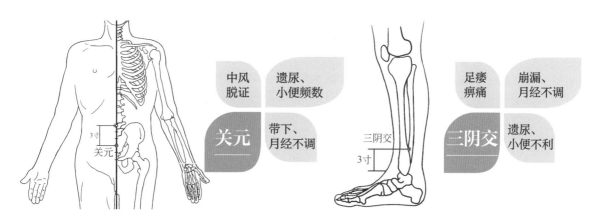

| 中风脱证 | 遗尿、小便频数 |
| 关元 | 带下、月经不调 |

| 足痿痹痛 | 崩漏、月经不调 |
| 三阴交 | 遗尿、小便不利 |

下焦病要穴，强壮要穴

【定位】在下腹部，前正中线上，脐中下3寸。

【手法】直刺1～1.5寸，需排尿后进行针刺；多用灸法。孕妇慎用。

妇科病证要穴

【定位】小腿内侧，内踝尖上3寸，胫骨内侧缘后方。

【手法】直刺1～1.5寸。孕妇禁针。

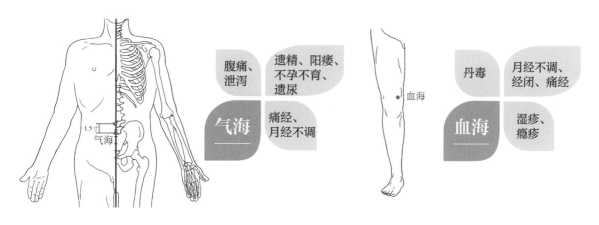

| 腹痛、泄泻 | 遗精、阳痿、不孕不育、遗尿 |
| 气海 | 痛经、月经不调 |

| 丹毒 | 月经不调、经闭、痛经 |
| 血海 | 湿疹、瘾疹 |

培补元气、温通下焦要穴

【定位】在下腹部，前正中线上，当脐中下1.5寸。

【手法】直刺1～1.5寸，孕妇慎用。

清泻血热要穴

【定位】屈膝，在大腿内侧，髌底内侧端上2寸，当股四头肌内侧头的隆起处。

【手法】直刺1～1.5寸。

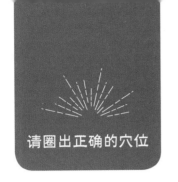

请圈出正确的穴位

扫码获取
· 穴位答案
· 拓展资料

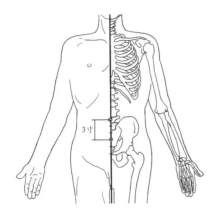

关元

水分

石门

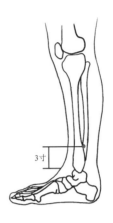

血海

三阴交

丰隆

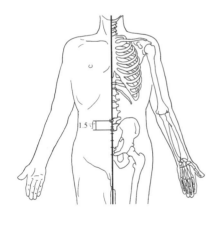

天枢

气海

关元

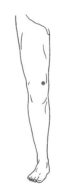

血海

足三里

梁丘

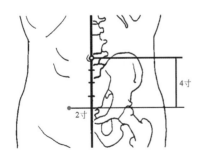

归来

中极

子宫

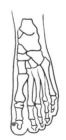

侠溪

至阴

隐白

加油站

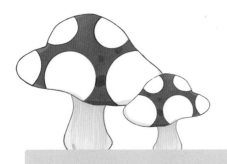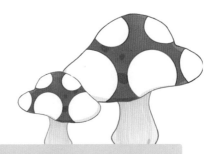

中医对月经病的论治

①《素问·上古天真论》："女子七岁，肾气盛，齿更发长；二七而天癸至，任脉通，太冲脉盛，月事以时下，故有子；……七七，任脉虚，太冲脉衰少，天癸竭，地道不通，故形坏而无子也。"

②《圣济总录》："妇人纯阴，以血为本。"

根据上述经文描述，血液是月经的物质基础，而脾统血，肝藏血，肾藏精，主生长发育与生殖，故肝脾肾三脏与月经关系密切；而冲任督三脉"一源三歧"，均起于胞宫，冲脉又为"血海"，故肾气充盛、肝脾调和、冲任督三脉气血充盛，月经则按时而下。综上所述，月经病与肝、脾、肾三脏，冲任督三条经脉有着密切的关系，故月经不调宜从上述经脉、脏腑论治。

课后作业 ▶▶▶▶

拿起你手中的笔画出本节的思维导图吧！

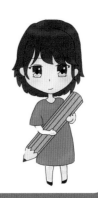

② 痛经

课前导读

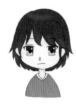

> 医生，我月经期小腹部疼痛特别厉害，有时痛得想吐，用热水袋暖一下可以缓解，但是还是会影响学习，怎么办好呢？

> 大学生是痛经高发人群，大多数属于原发性痛经的患者。原发性痛经又称为功能性痛经，指生殖器官无明显器质性病变，多见于未婚未孕的年轻女性。针刺或者艾灸可以起到缓解疼痛的作用，常用于痛经的防治。

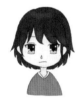

> 好的，但是我要上课，不能经常过来医院治疗，有没有别的方法呢？

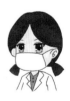

> 耳穴疗法特别适合于痛经的防治，可以在每次月经来潮前 3 ~ 5 天采用这种方法，贴压在耳朵上，3 ~ 5 天更换一次就可以了。

案例实战

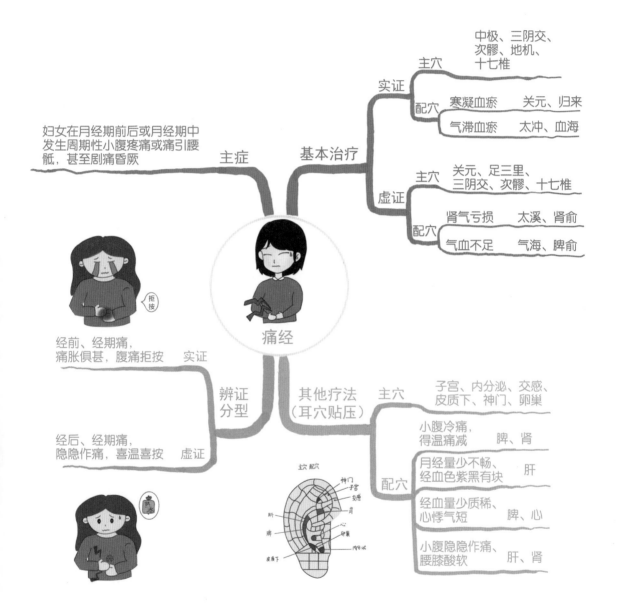

妇女在月经期前后或月经期中发生周期性小腹疼痛或痛引腰骶，甚至剧痛昏厥 —— 主症 —— 基本治疗

基本治疗
- 实证
  - 主穴：中极、三阴交、次髎、地机、十七椎
  - 配穴
    - 寒凝血瘀：关元、归来
    - 气滞血瘀：太冲、血海
- 虚证
  - 主穴：关元、足三里、三阴交、次髎、十七椎
  - 配穴
    - 肾气亏损：太溪、肾俞
    - 气血不足：气海、脾俞

痛经

经前、经期痛，痛胀俱甚，腹痛拒按 —— 实证

经后、经期痛，隐隐作痛，喜温喜按 —— 虚证

辨证分型

其他疗法（耳穴贴压）
- 主穴：子宫、内分泌、交感、皮质下、神门、卵巢
- 配穴
  - 小腹冷痛，得温痛减：脾、肾
  - 月经量少不畅、经血色紫黑有块：肝
  - 经血量少质稀、心悸气短：脾、心
  - 小腹隐隐作痛、腰膝酸软：肝、肾

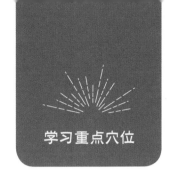
学习重点穴位

扫码获取
· 穴位详解
· 手法示范
· 专题知识

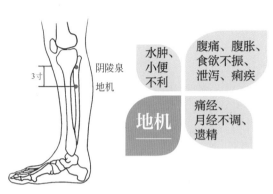

水肿、小便不利

腹痛、腹胀、食欲不振、泄泻、痢疾

地机

痛经、月经不调、遗精

痛经要穴

【定位】在小腿内侧，内踝尖与阴陵泉的连线上，阴陵泉下3寸。

【手法】直刺1～1.5寸。

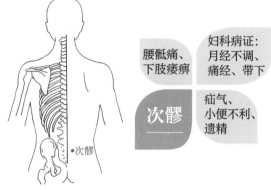

腰骶痛、下肢痿痹

妇科病证：月经不调、痛经、带下

次髎

疝气、小便不利、遗精

治疗痛经的经验穴

【定位】在髂后上棘下与后正中线之间，正对第2骶后孔中。

【手法】直刺1～1.5寸。

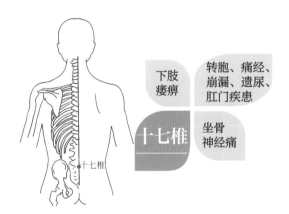

下肢痿痹

转胞、痛经、崩漏、遗尿、肛门疾患

十七椎

坐骨神经痛

妇科病要穴

【定位】在腰部，后正中线第5腰椎棘突下凹陷中。

【手法】直刺0.5～1寸。

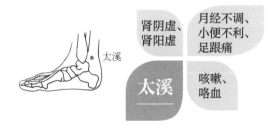

肾阴虚、肾阳虚

月经不调、小便不利、足跟痛

太溪

咳嗽、咯血

治疗肾虚证要穴

【定位】在足内侧，内踝后方，内踝尖与跟腱之间的凹陷处。

【手法】直刺0.5～0.8寸。

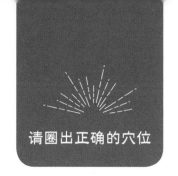

请圈出正确的穴位

扫码获取
· 穴位答案
· 拓展资料

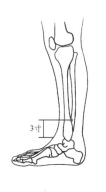

太溪

三阴交

足三里

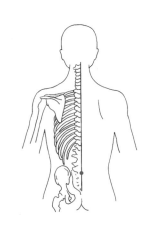

十七椎

肺俞

曲池

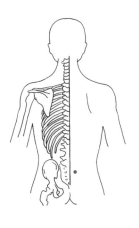

次髎

膻中

风门

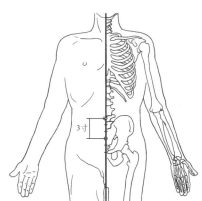

关元

命门

风门

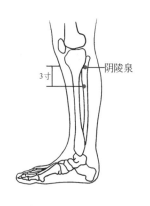

地机

蠡沟

光明

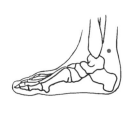

太溪

昆仑

悬钟

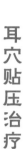

加油站

耳穴贴压治疗痛经

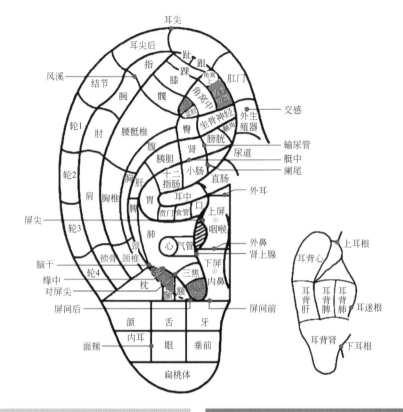

取穴

主穴：子宫、内分泌、交感、皮质下、神门、卵巢。

配穴：若小腹冷痛，得温痛减，宜加脾、肾；若月经量少不畅、经血色紫黑有块，宜加肝；若经血量少质稀、心悸气短，宜加脾、心；若小腹隐隐作痛、腰膝酸软，宜加肝、肾。

操作

于月经前3天开始，将直径1.2～2mm的磁珠置于0.5cm×0.5cm的胶布中央，使用拇指与食指对压所贴耳穴，每穴按压3～5min，以局部出现热感为止，每天按压3～5次。隔天更换一次，双耳交替，连续治疗7天。

课后作业 ▶▶▶▶

拿起你手中的笔画出本节的思维导图吧！

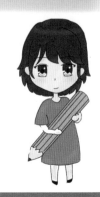

③ 更年期综合征

课前导读

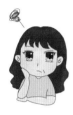

医生，我近半年来经常出现心烦心慌、心跳得快，下午身上发热、晚上睡觉出虚汗的情况，也不知道是出了什么问题，需要检查下吗？

请问您的年龄和月经情况如何？

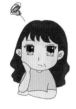

今年49岁了，月经半年多来不太正常，有时提前，有时推后，两三个月一次吧，与月经有关系是吧？

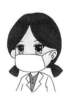

是的，您刚才说的烦躁、心悸、潮热、盗汗等症状都属于更年期综合征（又称为围绝经期综合征）的常见表现，可以通过针灸等治疗改善症状。

案例实战

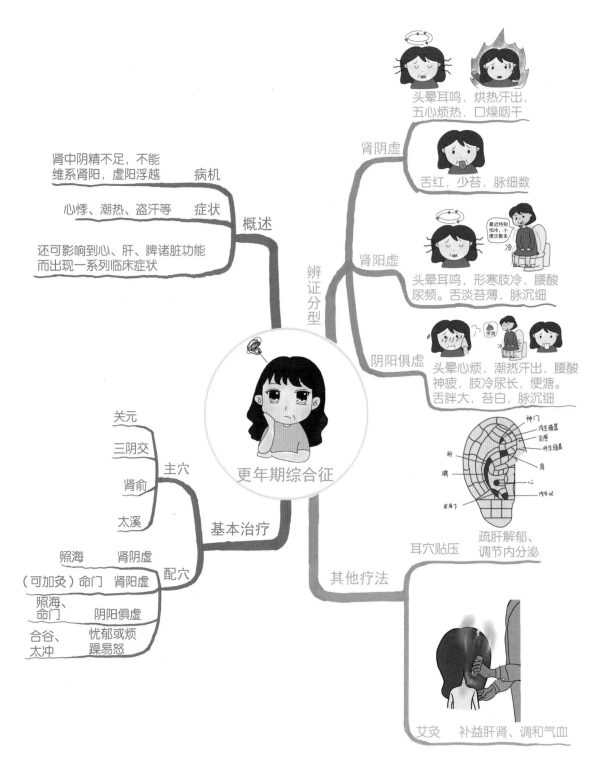

头晕耳鸣，烘热汗出，五心烦热，口燥咽干

舌红，少苔，脉细数

肾阴虚

肾中阴精不足，不能维系肾阳，虚阳浮越 —— 病机

心悸、潮热、盗汗等 —— 症状

还可影响到心、肝、脾诸脏功能而出现一系列临床症状

概述

最近特别怕冷，小便次数多

冷

头晕耳鸣，形寒肢冷，腰酸尿频。舌淡苔薄，脉沉细

肾阳虚

辨证分型

便溏

冷

头晕心烦，潮热汗出，腰酸神疲，肢冷尿长，便溏。舌胖大，苔白，脉沉细

阴阳俱虚

更年期综合征

神门
内生殖器
交感
外生殖器
肝
脾
肾
心
皮质下
内分泌

疏肝解郁、调节内分泌

耳穴贴压

其他疗法

关元

三阴交

肾俞

太溪

主穴

基本治疗

照海 —— 肾阴虚

（可加灸）命门 —— 肾阳虚

照海、命门 —— 阴阳俱虚

合谷、太冲 —— 忧郁或烦躁易怒

配穴

艾灸 补益肝肾、调和气血

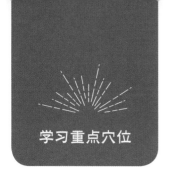

扫码获取
· 穴位详解
· 手法示范
· 专题知识

学习重点穴位

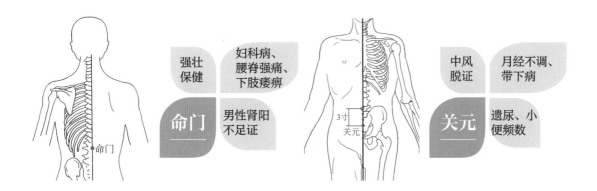

| 命门 | 强壮保健 | 妇科病、腰脊强痛、下肢痿痹 |
| | 男性肾阳不足证 |

| 关元 | 中风脱证 | 月经不调、带下病 |
| | 遗尿、小便频数 |

温补肾阳要穴、抗衰老要穴

【定位】后正中线上，第2腰椎棘突下凹陷中。

【手法】斜刺或直刺 0.5 ~ 1 寸，多用灸法。

保健要穴

【定位】在下腹部，前正中线上，脐中下 3 寸。

【手法】直刺 1 ~ 1.5 寸，需排尿后进行针刺。多用灸法。孕妇慎用。

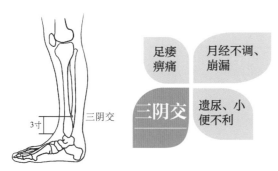
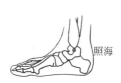

| 三阴交 | 足痿痹痛 | 月经不调、崩漏 |
| | 遗尿、小便不利 |

| 照海 | 痫症、失眠 | 月经不调、阴痒、小便频数、癃闭 |
| | 咽喉干痛、目赤肿痛 |

妇科病证要穴

【定位】小腿内侧，内踝尖上 3 寸，胫骨内侧缘后方。

【手法】直刺 1 ~ 1.5 寸。孕妇禁针。

滋阴补肾要穴

【定位】在足内侧，内踝尖下方凹陷处。

【手法】直刺 0.5 ~ 0.8 寸。

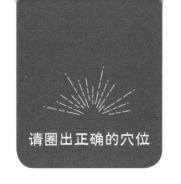

请圈出正确的穴位

扫码获取
· 穴位答案
· 拓展资料

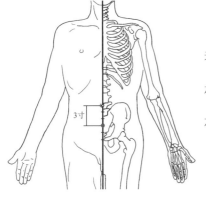

关元

水分

石门

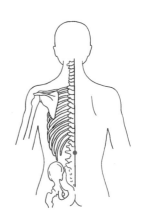

命门

脾俞

腰眼

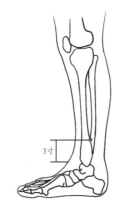

三阴交

血海

丰隆

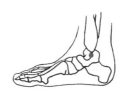

照海

行间

太渊

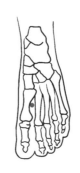

列缺

太渊

合谷

侠溪

太冲

行间

加油站

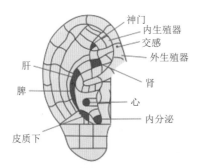

神门
内生殖器
交感
外生殖器
肝
脾
肾
心
内分泌
皮质下

耳穴贴压治疗更年期综合征

治疗原则

补肾、调理脏腑、平衡阴阳。

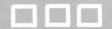

操作

　　耳郭常规消毒，待自然干燥后用耳穴按压棒在所选耳穴区域内寻找敏感点，取王不留行籽贴压于敏感点上，嘱患者每日自行按压3～5次，每次按压5～10min，以耳郭潮红为度，3～5天更换1次，双耳交替，10 次为1个疗程。

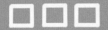

取穴

　　主穴：肾、内生殖器、内分泌、皮质下、神门、交感。
　　配穴：阴虚型——肝、心。
　　阳虚型——脾。

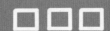

注意事项

　　治疗过程中需嘱患者坚持自行按压耳穴，以耳郭有胀、热、微痛的感觉为度，方能取得较好疗效。患者更年期综合征的出现与社会、家庭及精神情绪等多种因素有关，故在治疗过程中宜配合心理疏导。

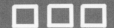

方义

　　耳穴肾可补益肾阳、滋养肾阴；内生殖器调理女性生殖系统功能；内分泌调节内分泌功能；神门、皮质下镇静安神，调节大脑皮质功能而治疗心悸失眠；交感调节植物神经功能而治疗潮热盗汗；耳穴心可安心神、滋心阴、降心火，耳穴肝、脾可疏肝解郁、健脾助运。

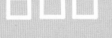

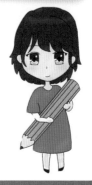

课后作业 ▶▶▶▶

拿起你手中的笔画出本节的思维导图吧！

第 7 章

小儿疾病早防治——儿科病证

疳证

课前导读

医生，我家孩子 6 岁了，从小胃口不好，挑食，喜欢吃煎炸油腻的东西，却比一般孩子要瘦弱和个子矮，是不是营养不良呢？

我来看看，孩子脸色发黄、头发稀疏、小肚子膨胀，大便正常吗？平时精神状态怎么样？

大便不规律，平时容易发火，能调理吗？

这种情况与营养不良有关系，中医上叫做"疳积"，要调理脾胃功能，家长也要注意正确喂养，不要强迫孩子进食。

好的，有没有比较简单的治疗方法，孩子可能坚持不了。

有，我们可以尝试下点刺四缝或者穴位敷贴，还有捏脊，看哪种方法孩子比较容易接受和坚持。

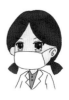

案例实战

形体瘦弱，精神疲惫

面色萎黄，毛发稀疏干枯 ── 主症

饮食异常

基本治疗

主穴 ── 中脘 / 足三里 / 四缝

配穴 ── 脾胃虚弱 ── 脾俞 / 胃俞

食积 ── 下脘 / 梁门

虫积 ── 百虫窝 / 天枢

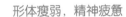

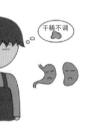

干稀不调

大便干稀不调，
乏力，纳呆，
舌淡，脉细无力 ── 脾胃虚弱

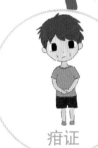

疳证

辨证分型

其他疗法

捏脊法

手法：医者用双手拇食二指将患儿背部下方长强穴处皮肤捏起，沿背部脊柱两旁，边捏边提，一直向上捏提至大椎穴为一遍，如此反复3~5遍

治疗时间：每天早晚各一次，以治疗半小时后再进食为宜，7天为1个疗程。一般治疗1~2个疗程

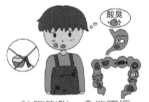

酸臭

肚腹膨胀，食欲不振，
大便酸臭，夹有不消化食物，
舌淡，苔腻，脉沉细而滑 ── 食积

穴位敷贴

胡黄连、丁香、肉桂、鸡内金、白胡椒、五倍子等份研细末，加入麝香少许，以醋或温水调匀后贴敷于神阙（即脐中），胶布固定

嗜食无度，或喜食异物，
脘腹胀大，时有腹痛，吮
指磨牙，舌淡，脉细弦 ── 虫积

咯吱咯吱

胀痛 肠道寄生虫

治疗时间：每日或隔日换药1次，治疗6次为1个疗程，一般用药2~4个疗程

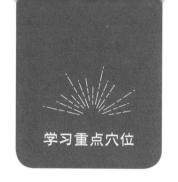

学习重点穴位

扫码获取
· 穴位详解
· 手法示范
· 专题知识

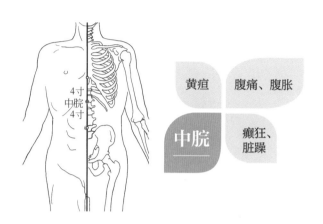

黄疸　腹痛、腹胀

中脘　癫狂、脏躁

脾胃病证要穴

【定位】在上腹部，前正中线上，当脐中上4寸。

【手法】直刺1～1.5寸；可灸。

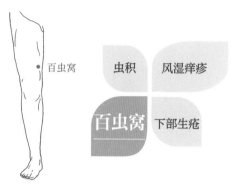

虫积　风湿痒疹

百虫窝　下部生疮

虫证疾病要穴

【定位】股前区，髌底内侧端上3寸。

【手法】直刺1.5～2寸。

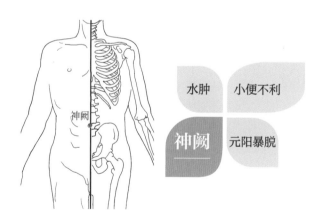

水肿　小便不利

神阙　元阳暴脱

补虚培元要穴

【定位】脐中央处。

【手法】常用艾条灸或艾炷隔盐灸。

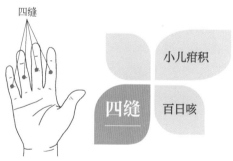

小儿疳积

四缝　百日咳

疳证治疗要穴

【定位】第2～5指掌面近侧指间关节横缝中央，一手4穴。

【手法】点刺出血或挤出少许透明黄色黏液。

扫码获取
· 穴位答案
· 拓展资料

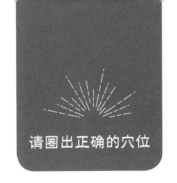

神阙
天枢
中脘

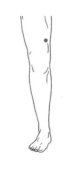

百虫窝
血海
鹤顶

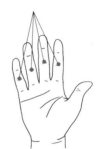

四缝
二间
劳宫

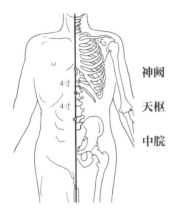

气海
神阙
建里

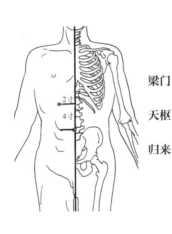

梁门
天枢
归来

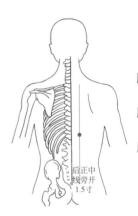

脾俞
肝俞
胆俞

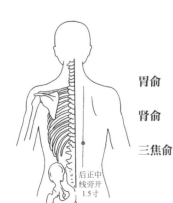

胃俞
肾俞
三焦俞

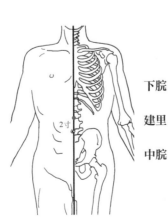

下脘
建里
中脘

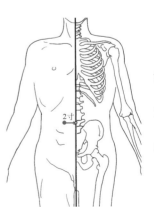

滑肉门
天枢
水分

加油站

西医相关疾病鉴别

营养不良

指身体必需的营养摄入不足，既可见于面黄肌瘦的患儿，也可见于肥胖儿童。目前儿童营养不良主要由偏食造成，故偏好高脂肪高热量食品的肥胖儿童同样会产生营养不良。

肠道寄生虫病

肠道寄生虫病是寄生在人体小肠的寄生虫所导致的疾病的总称，最常见者有蛔虫病、蛲虫病、绦虫病和钩虫病等。本病发病与不良饮食习惯、当地卫生条件、健康意识、经济水平等有关，我国农村发病率较高。如最常见的肠道寄生虫病——蛔虫病以腹痛绕脐、时作时止、面色萎黄、食欲不振、吐蛔或便出蛔虫为主要临床表现。

小儿厌食症

小儿厌食症是小儿时期常见的慢性消化系统疾病。现代饮食结构的改变，喂养观念的偏差，或者家长强迫喂食引起儿童反感，都可造成患儿食欲不振或食欲减少，甚至拒食。本病城市发病率较高。

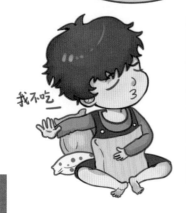

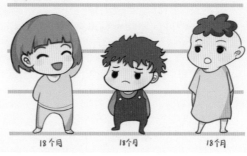

身高增长缓慢

18个月　　18个月　　18个月

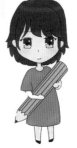

课后作业 >>>>>

拿起你手中的笔画出本节的思维导图吧！

② 小儿脑瘫

课前导读

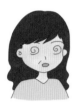
医生，我家孩子 11 个月，是早产儿，出生后 6 个月诊断为"脑瘫"，一直在做高压氧治疗，也已经在别的医院做了一段时间针灸康复治疗了，现在还不能坐和站，叫他时会看人。

好的，孩子语言情况怎么样？是否有四肢抽搐发作？

治疗后能发几个简单的音了，之前有过手脚抽搐，针灸治疗后发作比较少，感觉腰也有力一些了，扶着可以坐一阵儿。

小儿脑瘫多与母孕期感染、新生儿窒息、早产等原因有关，由此引起运动障碍和智力、语言等问题，采用针灸治疗可以加强大脑供氧量，改善大脑发育状况，促进脑组织修复，有助于肢体及语言的康复，但疗程较长。

好的，医生，我们明白的，会坚持治疗的，只要能够好转就好。

家长也多与孩子进行语言和抚触等交流，配合给孩子做肢体功能锻炼，可以加强疗效。
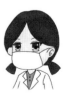

案例实战

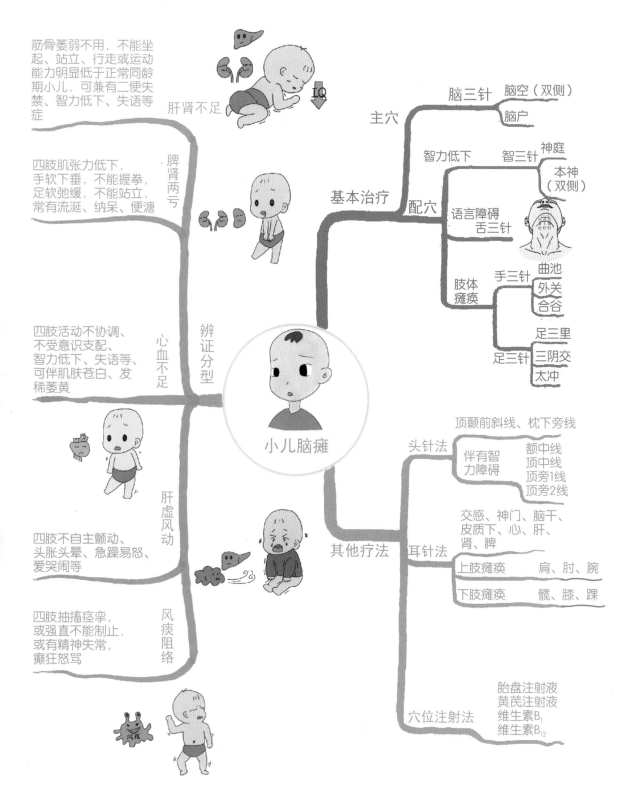

筋骨萎弱不用，不能坐起、站立、行走或运动能力明显低于正常同龄期小儿，可兼有二便失禁、智力低下、失语等症 —— 肝肾不足

四肢肌张力低下，手软下垂，不能握拳，足软弛缓，不能站立，常有流涎、纳呆、便溏 —— 脾肾两亏

四肢活动不协调、不受意识支配、智力低下、失语等，可伴肌肤苍白、发稀萎黄 —— 心血不足

四肢不自主颤动、头胀头晕、急躁易怒、爱哭闹等 —— 肝虚风动

四肢抽搐痉挛，或强直不能制止，或有精神失常，癫狂怒骂 —— 风痰阻络

辨证分型

小儿脑瘫

基本治疗
- 主穴
  - 脑三针
    - 脑空（双侧）
    - 脑户
- 配穴
  - 智力低下 —— 智三针
    - 神庭
    - 本神（双侧）
  - 语言障碍 —— 舌三针
  - 肢体瘫痪
    - 手三针
      - 曲池
      - 外关
      - 合谷
    - 足三针
      - 足三里
      - 三阴交
      - 太冲

其他疗法
- 头针法
  - 顶颞前斜线、枕下旁线
  - 伴有智力障碍
    - 额中线
    - 顶中线
    - 顶旁1线
    - 顶旁2线
- 耳针法
  - 交感、神门、脑干、皮质下、心、肝、肾、脾
  - 上肢瘫痪　肩、肘、腕
  - 下肢瘫痪　髋、膝、踝
- 穴位注射法
  - 胎盘注射液
  - 黄芪注射液
  - 维生素B_1
  - 维生素B_{12}

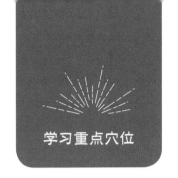

学习重点穴位

📱扫码获取
· 穴位详解
· 手法示范
· 专题知识

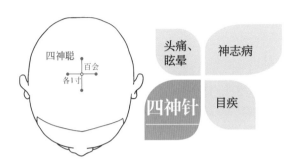

四神针

头痛、眩晕　神志病

目疾

【定位】四神聪：在头顶部，百会前后左右各旁开1寸处，共4穴。

【手法】四针均由百会向外平刺，刺激面广泛，用于精神发育迟滞及脑瘫、自闭症等疾病。

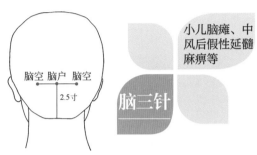

脑三针

小儿脑瘫、中风后假性延髓麻痹等

【定位】脑空（双侧）：在头部，当枕外隆凸的上缘外侧，头正中线旁开2.25寸，平脑户；脑户：在头部，当后发际正中直上2.5寸，风府上1寸，枕外隆凸的上缘凹陷处。

【手法】向下沿皮平刺0.8 ~ 1.2寸。

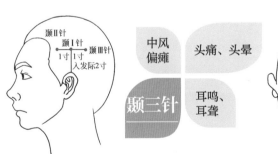

颞三针

中风偏瘫　头痛、头晕

耳鸣、耳聋

【定位】颞Ⅰ针：耳尖直上发际2寸处；颞Ⅱ、Ⅲ针：以颞Ⅰ针为中点，同一水平向前、后各旁开1寸处。

【手法】针尖与腧穴局部呈30°向下刺入，针刺深度成人1 ~ 1.2寸、儿童0.8 ~ 1寸。

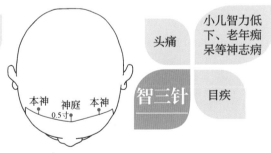

智三针

头痛

小儿智力低下、老年痴呆等神志病

目疾

【定位】神庭：在头部，当前发际正中直上0.5寸；本神（双侧）：当前发际上0.5寸，神庭与头维连线的内2/3与外1/3的交点处。

【手法】平刺0.5 ~ 0.8寸。

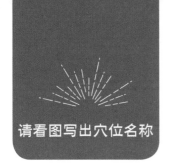

请看图写出穴位名称

扫码获取
· 穴位答案
· 拓展资料

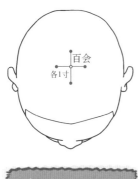

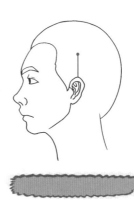

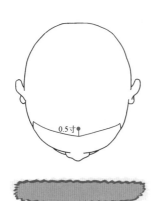

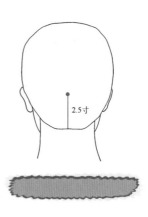

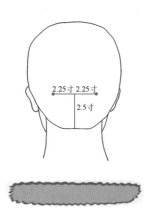

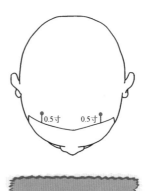

加油站

西医相关疾病鉴别

运动发育迟缓

运动发育稍比正常同龄儿落后。但其不伴异常的肌张力和姿势反射，无异常的运动模式，无其他神经系统异常反射。运动发育落后的症状随小儿年龄增长和着重运动训练后，症状可在短期内消失。

先天性肌弛缓

患儿生后即有明显的肌张力低下，肌无力，深腱反射低下或消失。平时常易并发呼吸道感染。本病有时被误诊为张力低下型脑瘫，但后者腱反射一般能引出。

进行性肌营养不良症

指肌肉处于一种逐年逐月变得无力的状况。动作显得笨拙、迟缓，或由于脚无法放平而开始踮着脚走路，易摔跤。随后几年内，病情逐渐恶化，出现肌肉无力，最终变得无法行走，亦会出现关节的挛缩或畸形等。

小儿麻痹症

主要由病毒感染所致，发生瘫痪的肢体多见于下肢，其膝腱反射或其他腱反射皆减弱或消失。此种瘫痪表现为弛缓型。此症一般不影响患儿的智力、思维、感觉系统，亦不会加重。

脑发育畸形

脑容易发生种种畸形，也可和颜面、脏器等畸形同时发生。其中，狭颅症患儿的头颅比同龄儿小，大脑亦相应小，表现为重度智力低下和痉挛型四肢瘫，常常并发癫痫。

进行性脊肌萎缩症

婴儿型脊肌萎缩症，于婴儿期起病，肌无力呈进行性加重，肌肉萎缩明显，腱反射减退或消失，常因呼吸肌功能不全而发生反复呼吸道感染。肌肉活检可助确诊。

课后作业 >>>>>

拿起你手中的笔画出本节的思维导图吧！

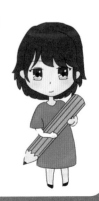

小儿遗尿

课前导读

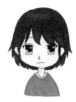

医生，我家孩子 8 岁了，有时还会尿床，去儿科做过检查都是正常的，但他上课注意力不太集中，学习成绩不怎么好，担心是不是有影响。能用针灸治疗吗？

儿童尿床又称为遗尿，如果排除了比较常见的隐形脊柱裂等器质性病变，可以采用针灸治疗。遗尿会引起孩子心理压力增大与学习障碍，要引起重视，但是家长也不能对孩子责骂，以免加重孩子的心理负担。

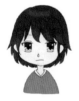

那我们该如何引导孩子呢？

可以培养孩子良好的生活习惯，每日晚饭后注意控制饮水量，在晚上经常发生遗尿的时间前，及时叫醒孩子排尿。也要耐心教育引导，鼓励孩子消除害羞和紧张情绪。

案例实战

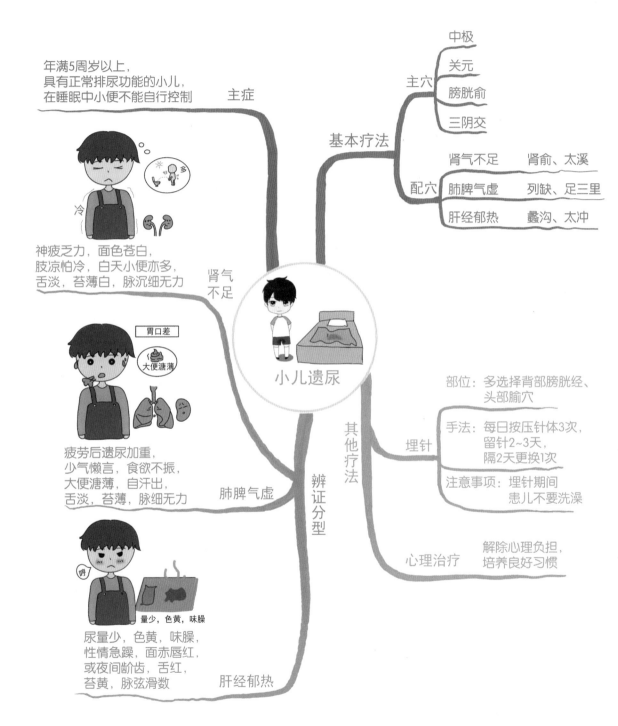

主症：年满5周岁以上，具有正常排尿功能的小儿，在睡眠中小便不能自行控制

基本疗法

主穴：中极、关元、膀胱俞、三阴交

配穴
肾气不足　肾俞、太溪
肺脾气虚　列缺、足三里
肝经郁热　蠡沟、太冲

小儿遗尿

辨证分型

肾气不足
冷
神疲乏力，面色苍白，肢凉怕冷，白天小便亦多，舌淡，苔薄白，脉沉细无力

肺脾气虚
胃口差
大便溏薄
疲劳后遗尿加重，少气懒言，食欲不振，大便溏薄，自汗出，舌淡，苔薄，脉细无力

肝经郁热
量少，色黄，味臊
尿量少，色黄，味臊，性情急躁，面赤唇红，或夜间龂齿，舌红，苔黄，脉弦滑数

其他疗法

埋针
部位：多选择背部膀胱经、头部腧穴
手法：每日按压针体3次，留针2~3天，隔2天更换1次
注意事项：埋针期间患儿不要洗澡

心理治疗
解除心理负担，培养良好习惯

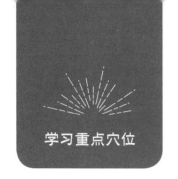

扫码获取
· 穴位详解
· 手法示范
· 专题知识

学习重点穴位

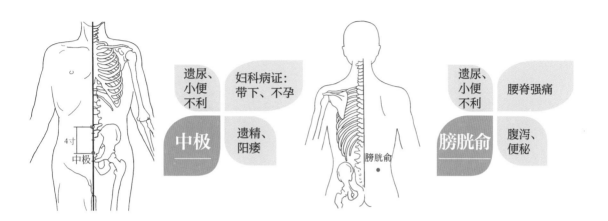

遗尿、小便不利

妇科病证：带下、不孕

中极

遗精、阳痿

遗尿、小便不利

腰脊强痛

膀胱俞

腹泻、便秘

泌尿系统要穴

【定位】下腹部，前正中线上，脐中下 4 寸。

【手法】直刺 1 ~ 1.5 寸，需排尿后进行针刺；孕妇慎用。

保健要穴

【定位】在脊柱区，横平第 2 骶后孔，骶正中嵴旁开 1.5 寸。

【手法】直刺或斜刺 0.8 ~ 1.2 寸。

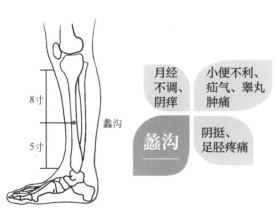

月经不调、阴痒

小便不利、疝气、睾丸肿痛

蠡沟

阴挺、足胫疼痛

肾虚病证

泌尿生殖系统疾患、妇科病证

肾俞

消渴

肝经止痒要穴

【定位】小腿内侧，内踝尖上 5 寸，胫骨内侧面中央。

【手法】平刺 0.5 ~ 0.8 寸。

肾脏疾病要穴

【定位】在脊柱区，第 2 腰椎棘突下，后正中线旁开 1.5 寸。

【手法】直刺 0.5 ~ 1 寸。

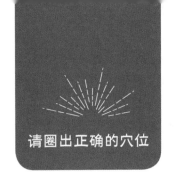

请圈出正确的穴位

扫码获取
· 穴位答案
· 拓展资料

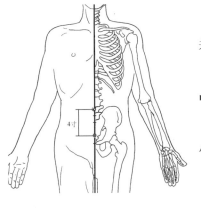

关元

中极

气海

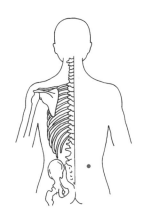

肺俞

膀胱俞

三焦俞

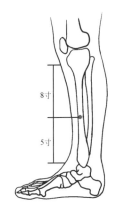

膈俞

蠡沟

悬钟

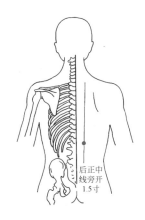

肾俞

肺俞

膀胱俞

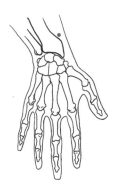

太渊

列缺

神门

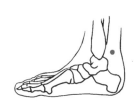

太溪

昆仑

悬钟

加油站

相似疾病鉴别

原发性遗尿与遗传的关系早已被关注，多认为呈常染色体显性遗传，值得关注的是具有阳性家族史的患儿持续到青少年时期以及出现严重遗尿症状的发生率更高。

原发性遗尿

继发性遗尿如隐性脊柱裂患儿排尿功能异常主要表现为膀胱逼尿肌稳定性下降，脊柱裂及并发部位越低，膀胱功能障碍越明显。这类患者宜到泌尿专科就诊，以明确膀胱功能障碍的类型以及有无手术指征。另外，尿道畸形、脊髓炎、脊髓损伤、癫痫、大脑发育不全等疾病也可并发遗尿症。

继发性遗尿

课后作业 >>>>

拿起你手中的笔画出本节的思维导图吧！

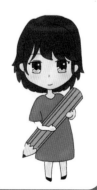

第 8 章

不治已病治未病——
亚健康病证

亚健康

课前导读

> 我最近睡眠不太好，记忆力也明显下降，咱们俩年纪差不多，你会有这种情况吗？

> 咱们俩今年都还不到 40 岁，我也跟你差不多，最近可能因为工作压力，情绪不佳，总是觉得累，而且工作时注意力很难集中。
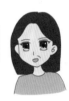

> 是不是人们常说的亚健康？之前有个朋友有这种情况，去医院看了，医生说是亚健康，需要综合调理。

> 针对亚健康我专门查过资料，虽然很多人都有，但如果得不到有效干预有可能发展成为多种疾病，所以需要预防和调理。
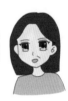

> 我打算去试试针灸治疗，之前艾灸治疗过效果还不错。

案例实战

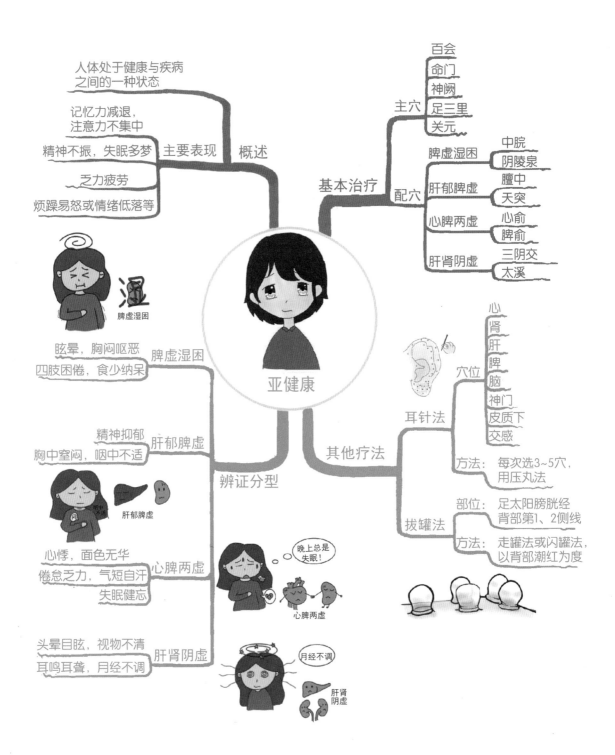

概述
- 主要表现
  - 人体处于健康与疾病之间的一种状态
  - 记忆力减退，注意力不集中
  - 精神不振，失眠多梦
  - 乏力疲劳
  - 烦躁易怒或情绪低落等

亚健康

基本治疗
- 主穴
  - 百会
  - 命门
  - 神阙
  - 足三里
  - 关元
- 配穴
  - 脾虚湿困
    - 中脘
    - 阴陵泉
  - 肝郁脾虚
    - 膻中
    - 天突
  - 心脾两虚
    - 心俞
    - 脾俞
  - 肝肾阴虚
    - 三阴交
    - 太溪

辨证分型
- 脾虚湿困
  - 眩晕，胸闷呕恶
  - 四肢困倦，食少纳呆
- 肝郁脾虚
  - 精神抑郁
  - 胸中窒闷，咽中不适
- 心脾两虚
  - 心悸，面色无华
  - 倦怠乏力，气短自汗
  - 失眠健忘
- 肝肾阴虚
  - 头晕目眩，视物不清
  - 耳鸣耳聋，月经不调

脾虚湿困

肝郁脾虚

心脾两虚

晚上总是失眠！

月经不调

肝肾阴虚

其他疗法
- 耳针法
  - 穴位
    - 心
    - 肾
    - 肝
    - 脾
    - 脑
    - 神门
    - 皮质下
    - 交感
  - 方法：每次选3~5穴，用压丸法
- 拔罐法
  - 部位：足太阳膀胱经背部第1、2侧线
  - 方法：走罐法或闪罐法，以背部潮红为度

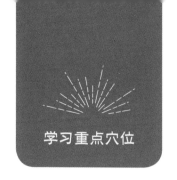

学习重点穴位

扫码获取
· 穴位详解
· 手法示范
· 专题知识

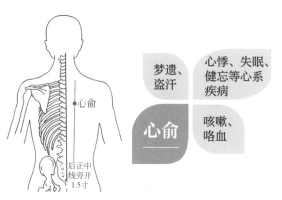

梦遗、盗汗

心悸、失眠、健忘等心系疾病

心俞

咳嗽、咯血

善治心脏疾患及相关组织器官病变

【定位】在脊柱区，第5胸椎棘突下，后正中线旁开1.5寸。

【手法】斜刺0.5～0.8寸。

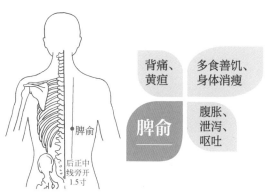

背痛、黄疸

多食善饥、身体消瘦

脾俞

腹胀、泄泻、呕吐

脾胃疾患及相关组织器官要穴

【定位】在脊柱区，第11胸椎棘突下，后正中线旁开1.5寸。

【手法】斜刺0.5～0.8寸。

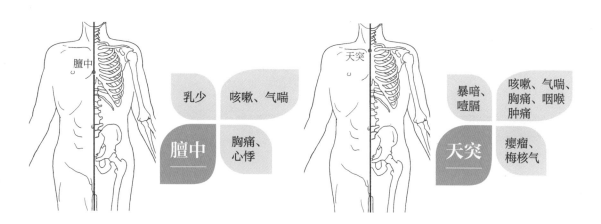

乳少

咳嗽、气喘

膻中

胸痛、心悸

暴喑、噎膈

咳嗽、气喘、胸痛、咽喉肿痛

天突

瘿瘤、梅核气

宽胸理气要穴

【定位】在胸部，前正中线上，平第4肋间，两乳头连线的中点。

【手法】平刺0.3～0.5寸。

气喘、咳嗽要穴

【定位】前正中线上，两锁骨之间，胸骨上窝正中。

【手法】先直刺0.2～0.3寸，然后将针尖转向下方，紧靠胸骨后方刺入1～1.5寸。

扫码获取
· 穴位答案
· 拓展资料

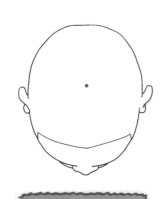

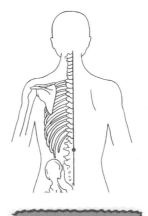

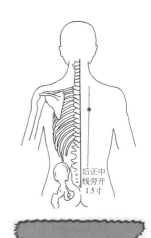

后正中线旁开1.5寸

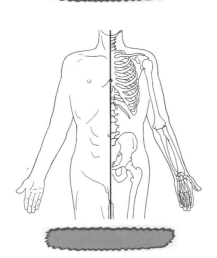

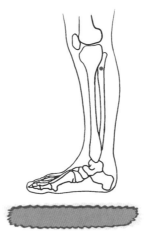

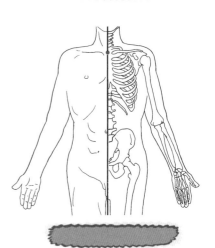

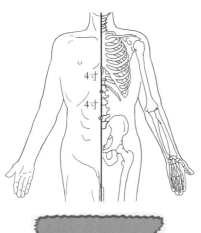

4寸

4寸

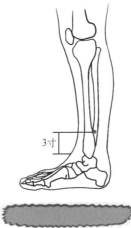

3寸

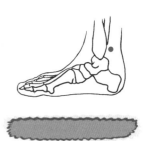

加油站

亚健康状态的中医辨识与针灸调理

心系证候的调理

气血不足
心悸，不耐劳作，失眠健忘，舌淡，脉细弱。治宜健脾益气，养心安神。取脾俞、足三里、三阴交健脾益气，以助气血生化之源；取心俞、巨阙调理心脉；取神门、内关养血安神宁志，施用补法。

痰火扰心
心悸，失眠多梦，口干苦，大便秘结，小便短赤，苔黄腻，脉弦滑。治宜清化痰热，宁心安神。取膻中宽胸理气；取中脘、丰隆化痰浊；取大陵清心宁神；取心俞、神门、内关宁心安神。

心虚胆怯
心中惕惕不安，善惊易恐，心悸乏力，苔薄白，脉细弱。治宜补益心气，镇惊安神定志。取心俞、巨阙俞募相配调补心气；取神门、间使宁心定志；取胆俞壮胆气而定志，施用补法。

肝系证候的调理

肝气郁结
精神抑郁，寡言少语，善太息，苔薄，脉弦。治宜疏肝解郁，调畅气机。取期门、太冲、合谷、膻中疏肝解郁，理气宽中；取肝俞、内关、神门宁心安神。

肝郁化火
性情急躁，头痛头晕，口干口苦，舌红苔黄，脉弦数。治宜清肝泄火。取膻中、阳陵泉、期门、内关疏肝理气；取侠溪、行间清泄肝胆之火；取百会、神门清心安神。另可在肝俞、心俞刺络放血拔罐，以达清肝泄热之目的。

肝脾不调
胁肋胀痛，胸脘痞闷，食少纳呆，每于情绪变化时则症状加剧。治宜疏肝理气，健脾和胃。取期门、太冲、内关、膻中疏肝解郁；取中脘、足三里理气健脾和胃；取内关、内庭和胃降气醒脾。

肾系证候的调理

肝肾阴亏

头晕目眩，耳鸣耳聋，视物不清。甚则须取肾俞、肝俞滋补肝肾之精血；取太溪、太冲滋水涵木；取风池清头明目。

脾肾阳虚

证见腰背疼痛，形寒肢冷，便溏泄泻，性功能低下，舌淡，脉沉迟或脉弱。治宜温肾健脾。取命门、肾俞、关元、气海，针灸并用，以补命门之火；取脾俞、中脘、神阙温补中焦而壮脾阳。

心肾不交

心悸失眠，腰膝酸软无力，五心烦热，舌红少津，脉细数。治宜滋阴降火，养心安神。取肾俞、太溪、涌泉滋肾养阴，使肾水上济于心；取神门、阴郄养心安神。

肺系证候的调理

肺气虚损

自汗，动则汗出尤甚，平素易于感冒，气短乏力，舌淡，脉弱。治宜补益肺气，以固肌表。取足三里、气海、膻中补肺强壮肌体。背寒畏风易感冒者，加灸肺俞、风门温阳益肺；咳嗽，取中府、太渊调补肺气。

脾系证候的调理

脾气亏虚

胸闷呕恶，四肢困倦，食少纳呆，舌体胖大，苔白腻。治宜健脾祛湿，升清化浊。取百会、气海、足三里、阴陵泉、中脘、内关、太白、脾俞，施用补法，配合艾灸。耳穴取神门、脾、胃。

肝郁乘脾(即梅核气证)

精神抑郁，胸中窒闷，咽中不适如有物梗阻，咯之不出，咽之不下。治宜行气开郁，化痰散结。取膻中、太冲、合谷、中脘、丰隆化痰开郁；取天突清利咽喉。

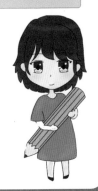

课后作业 >>>>>

拿起你手中的笔画出本节的思维导图吧！

② 衰老

课前导读

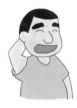

老同学，好久不见，虽然还是那么亲切，但是感觉你看起来比较疲惫。

是呀，我这些年要上班、带孩子、照顾家庭，工作时间长，精神压力大，晚上回到家还要陪孩子读书，又要照顾两位老人，感觉身心疲惫，晚上睡眠质量不好，都有很多白发了。而且经常腰酸背痛、眼睛疲劳、消化不好、记忆力减退，虽然刚刚四十岁，可看起来却像五十岁。

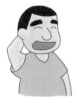

我们都是中年人，你说的这些我也有同感，不过这些年注意定期体检，增强体育锻炼，主动调整情绪，感觉早衰的症状明显减轻了。

我也要重视起来了，虽说衰老是不可避免的，但是人到中年就出现早衰的表现，体质也明显下降，真的是要引起重视才行。

案例实战

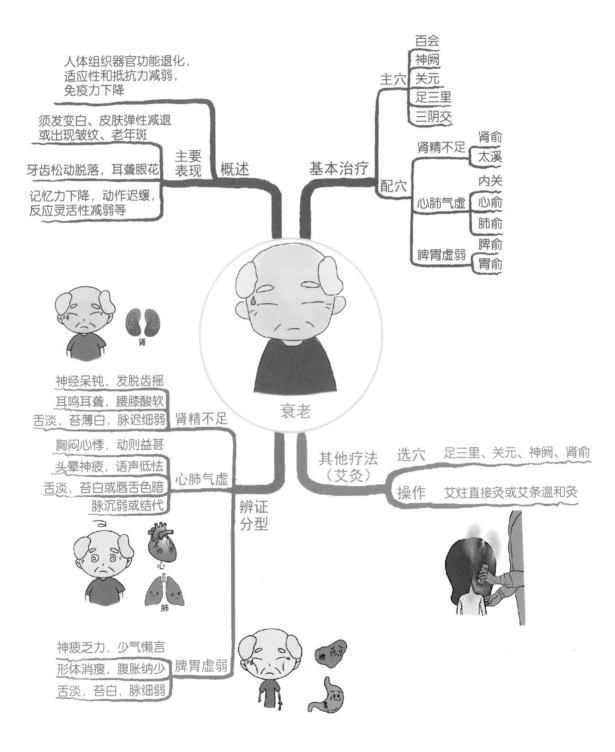

人体组织器官功能退化，适应性和抵抗力减弱，免疫力下降

须发变白、皮肤弹性减退或出现皱纹、老年斑

牙齿松动脱落，耳聋眼花

记忆力下降，动作迟缓，反应灵活性减弱等

主要表现 —— 概述

百会
神阙
主穴 —— 关元
足三里
三阴交

基本治疗

肾精不足 —— 肾俞 / 太溪

配穴 —— 心肺气虚 —— 内关 / 心俞 / 肺俞

脾胃虚弱 —— 脾俞 / 胃俞

肾

衰老

神经呆钝，发脱齿摇

耳鸣耳聋，腰膝酸软

舌淡，苔薄白，脉迟细弱 —— 肾精不足

胸闷心悸，动则益甚

头晕神疲，语声低怯

舌淡，苔白或唇舌色暗

脉沉弱或结代 —— 心肺气虚

心

肺

辨证分型

其他疗法（艾灸） —— 选穴 —— 足三里、关元、神阙、肾俞

操作 —— 艾炷直接灸或艾条温和灸

神疲乏力，少气懒言

形体消瘦，腹胀纳少

舌淡，苔白，脉细弱 —— 脾胃虚弱

脾

胃

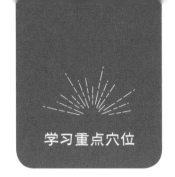

学习重点穴位

扫码获取
· 穴位详解
· 手法示范
· 专题知识

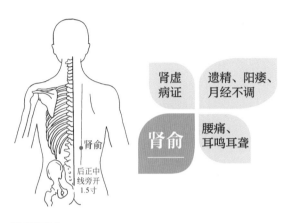

肾虚病证　　遗精、阳痿、月经不调

肾俞　　腰痛、耳鸣耳聋

补肾要穴

【定位】在脊柱区，第2腰椎棘突下，后正中线旁开1.5寸。

【手法】直刺0.5～1寸。

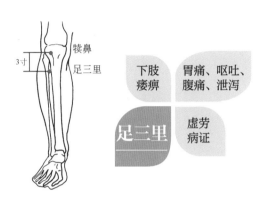

下肢痿痹　　胃痛、呕吐、腹痛、泄泻

足三里　　虚劳病证

保健要穴

【定位】犊鼻下3寸，胫骨前嵴外侧一横指处，犊鼻与解溪连线上。

【手法】直刺1～2寸。保健用温灸法。

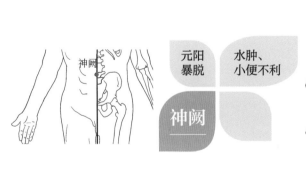

元阳暴脱　　水肿、小便不利

神阙

补虚培元要穴

【定位】脐中央处。

【手法】常用艾条灸或艾炷隔盐灸。

元气虚损病证　　疝气、少腹疼痛

关元　　男科及妇科病

下焦病要穴、强壮要穴

【定位】在下腹部，前正中线上，脐中下3寸。

【手法】直刺1～1.5寸，需排尿后针刺；多用灸法。孕妇慎用。

扫码获取
· 穴位答案
· 拓展资料

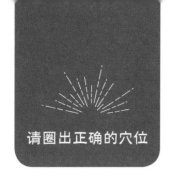

内关

大陵

2寸

神门

心俞

厥阴俞

后正中
线旁开
1.5寸

膈俞

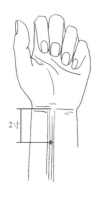

肺俞

风门

后正中
线旁开
1.5寸

大杼

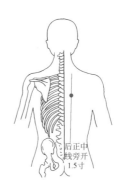

脾俞

肝俞

后正中
线旁开
1.5寸

三焦俞

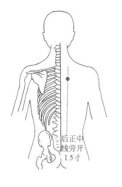

胃俞

脾俞

后正中
线旁开
1.5寸

肾俞

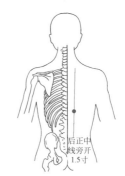

悬钟

光明

阳交

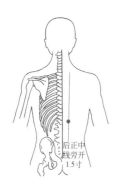

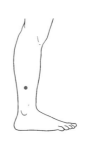

加油站

常用灸法抗衰老

直接灸

临床多选用足三里、肾俞、悬钟、关元、气海、命门等穴，施以艾炷直接灸，能增强老年人机体免疫力，降低其生物学年龄，延缓衰老。其中化脓灸足三里、悬钟两穴对老年高血压患者可起到降低血压、血清总胆固醇、甘油三酯的作用。

隔姜灸

隔姜灸关元、气海、足三里等穴一方面可防止灼伤皮肤，另一方面也加强了灸法温经散寒之功效，是强壮保健的常用方法。

天灸

天灸可借助药物对穴位的刺激，激发经络之气，常选用肺俞、脾俞、肾俞、命门、大椎、膏肓、足三里等穴，结合三伏天、三九天施灸，可起到"冬病夏治""冬病冬防"之目的，对于老年人高发的疾病如体虚感冒、支气管哮喘、膝骨关节炎等，均有较好的防治作用。

注意事项

灸法抗衰老具有简便易行、经济实用、安全、无毒副作用、不产生耐受性等优点，尤其对于中老年人来说，易于理解，乐于接受，易于操作。但需坚持使用，且宜配合饮食起居的调理，忌嗜食肥甘厚味、劳逸失度、房劳不节等，方能取效。

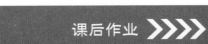

课后作业 ▶▶▶▶

拿起你手中的笔画出本节的思维导图吧！

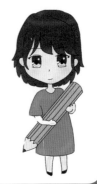

第 9 章

爱美之心人皆有——损美性疾病

黄褐斑

课前导读

这两年面部两边眼睛下方长了不少斑块，有的颜色深些；有的颜色浅些，大小也不一样，用化妆品都很难完全遮住，怎么办呀？

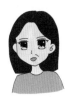

是黄褐斑吧？要做好防晒工作，我之前面颊、颧骨上方都有，去咨询了美容科，说是黄褐斑，跟内分泌、紫外线都有关系。

我自我感觉跟季节和情绪也有关系，夏天晒太阳多一些，颜色会加深，冬天又好一些，情绪不好时也会加重。

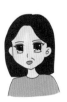

是呀，我试过激光治疗，效果有一些，但是过一段时间又长出来一些，听医生说要综合调理。

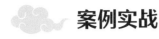
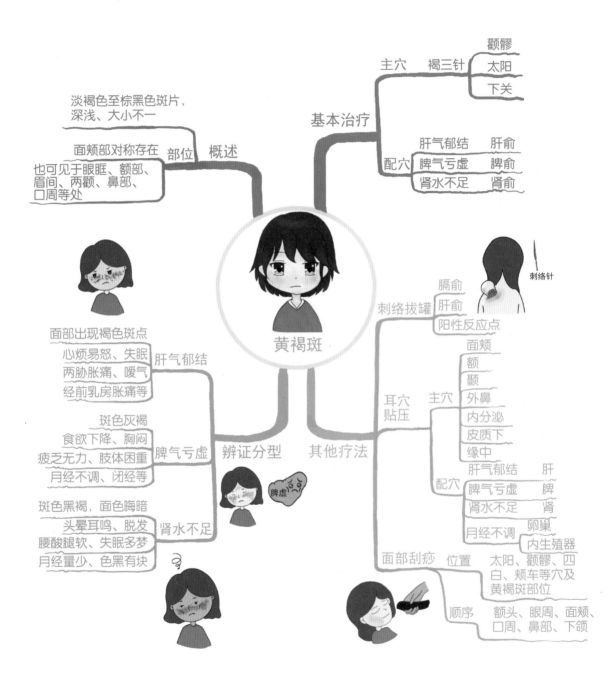

黄褐斑

概述

部位
- 淡褐色至棕黑色斑片，深浅、大小不一
- 面颊部对称存在
- 也可见于眼眶、额部、眉间、两颧、鼻部、口周等处

基本治疗

主穴　褐三针
- 颧髎
- 太阳
- 下关

配穴
- 肝气郁结　肝俞
- 脾气亏虚　脾俞
- 肾水不足　肾俞

辨证分型

肝气郁结
- 面部出现褐色斑点
- 心烦易怒、失眠
- 两胁胀痛、嗳气
- 经前乳房胀痛等

脾气亏虚
- 斑色灰褐
- 食欲下降、胸闷
- 疲乏无力、肢体困重
- 月经不调、闭经等

肾水不足
- 斑色黑褐，面色晦暗
- 头晕耳鸣、脱发
- 腰酸腿软、失眠多梦
- 月经量少、色黑有块

其他疗法

刺络拔罐
- 膈俞
- 肝俞
- 阳性反应点

刺络针

耳穴贴压

主穴
- 面颊
- 额
- 颞
- 外鼻
- 内分泌
- 皮质下
- 缘中

配穴
- 肝气郁结　肝
- 脾气亏虚　脾
- 肾水不足　肾
- 月经不调　卵巢
- 内生殖器

面部刮痧

位置　太阳、颧髎、四白、颊车等穴及黄褐斑部位

顺序　额头、眼周、面颊、口周、鼻部、下颌

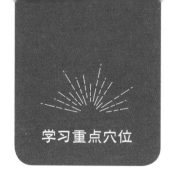

学习重点穴位

扫码获取
· 穴位详解
· 手法示范
· 专题知识

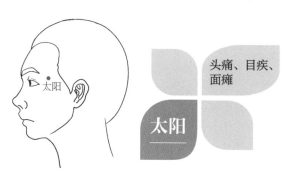

头痛、目疾、面瘫

太阳

清利头目要穴

【定位】眉梢与目外眦之间，向后约一横指的凹陷处。

【手法】直刺0.3 ~ 0.5寸，斜刺0.8 ~ 1寸。

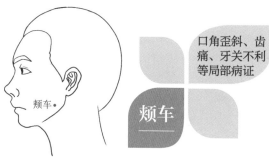

口角歪斜、齿痛、牙关不利等局部病证

颊车

齿痛要穴

【定位】在面部，下颌角前上方一横指（中指），闭口咬紧牙时咬肌隆起，放松时按之有凹陷处。

【手法】直刺 0.3 ~ 0.5寸，或平刺 0.5 ~ 1寸，可向地仓透刺。

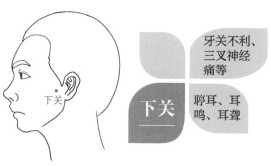

牙关不利、三叉神经痛等

聤耳、耳鸣、耳聋

下关

面口疾病、耳疾要穴

【定位】在耳屏前，下颌骨髁状突前方，当颧弓下缘与下颌切迹所形成的凹陷中，合口有孔，张口即闭。宜闭口取穴。

【手法】直刺0.5 ~ 1寸；留针时不可做张口动作，以免折针。

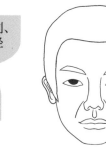

口眼歪斜、面肌痉挛、齿痛

三叉神经痛

颧髎

头面部疾病要穴

【定位】在面部，颧骨下缘，目外眦直下凹陷中。

【手法】直刺 0.3 ~ 0.5寸，斜刺或平刺 0.5 ~ 1寸。

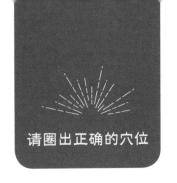

请圈出正确的穴位

扫码获取
· 穴位答案
· 拓展资料

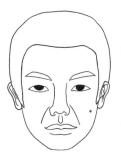

颧髎
口禾髎
大迎

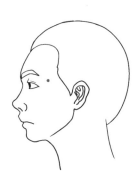

太阳
耳尖
球后

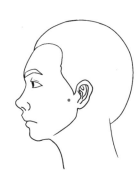

下关
人迎
地仓

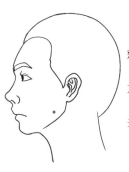

颊车
大迎
头维

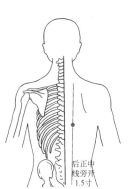

颊车
肝俞
头维

后正中
线旁开
1.5寸

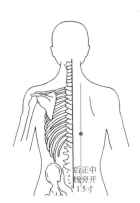

脾俞
大迎
头维

后正中
线旁开
1.5寸

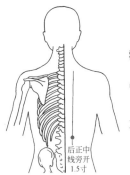

颧髎
肾俞
大迎

后正中
线旁开
1.5寸

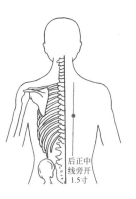

太阳
耳尖
膈俞

后正中
线旁开
1.5寸

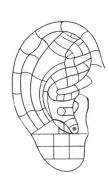

内分泌
皮质下
额

加油站

黄褐斑致病因素

内分泌

女性激素与黄褐斑发生关系密切，最常见的原因有口服避孕药、妊娠等。另外，长期服皮质类固醇激素也可导致黄褐斑。

日晒

阳光中的紫外线是促使黄褐斑加重的主要因素。这也是防晒对于黄褐斑患者显得至关重要的原因所在。

药物与化妆品

长期应用氯丙嗪、苯妥英钠等药物会诱发黄褐斑；化妆品也可诱发黄褐斑，尤以劣质化妆品更为有害。

黄褐斑的致病因素

妇科及其他疾病

黄褐斑常会伴发于某些慢性病，特别是妇科疾病如月经不调、痛经、子宫附件炎、子宫肌瘤、卵巢囊肿、不孕症等，其他如肝炎、肝硬化、结核病、甲状腺疾病等也会成为黄褐斑的诱因。

情绪

烦躁易怒或抑郁的情绪可以引发黄褐斑，黄褐斑患者本身又会因为病情产生急躁或消极的情绪，而进一步加重病情。

遗传

黄褐斑的发生有一定的家族性、地域性因素。

黄褐斑其他疗法

刺络拔罐

取穴

膈俞、肝俞、阳性反应点（在脊柱两侧寻找浅黄色或深褐色斑点或斑块）。

操作

穴位局部皮肤消毒后，使用梅花针叩刺，使局部微微渗血，再以叩刺区域为中心拔罐，留罐8～10min后，除去罐内血液，清洁皮肤。隔日1次，15次为1个疗程。

方义

刺络拔罐法能使瘀血去、新血生，梅花针叩刺穴位可激发、调节经络脏腑功能，达到祛斑的目的。

耳穴贴压

操作

根据好发部位，在患者耳穴面颊、额、颞、外鼻处放血，先按摩，常规消毒皮肤，毫针点刺，以刺破表皮，渗出血珠为宜，共放血2～3mL，每周1～2次。其余穴位用王不留行籽贴压，每天2～3次，以局部发红发热为度。

取穴

主穴：面颊、额、颞、外鼻、内分泌、肾上腺、皮质下、缘中。

配穴：在肝者配肝，在脾者配脾，在肾者配肾，月经不调者加卵巢、内生殖器。

方义

耳穴放血具有通经络、祛瘀、镇静止痛的作用，耳穴贴压取内分泌、肾上腺、缘中、皮质下、内生殖器、卵巢等穴能调节内分泌功能，取肝脾肾三穴能补肾益精、疏肝解郁、健脾活血，诸穴相配，共奏祛斑美容之功。

面部刮痧

操作

先清洁皮肤，再均匀涂抹润肤乳，按照额头、眼周、面颊、口周、鼻部、下颌的顺序，用面部刮痧板依次从面部中间向两侧沿肌肉纹理走向或顺应骨骼形态单方向刮拭，在色斑、痛点处采用压力大速度慢的手法。然后按揉太阳、印堂、迎香、颧髎、承泣、四白、承浆、大迎、颊车及黄褐斑部位。刮拭速度宜缓慢柔和，力度均匀平稳，以皮肤潮红为度，不要求出痧。每周2次，4周为1个疗程。

方义

面部刮痧可开泄腠理、祛邪外出，又可疏通经络、宣通气血。改善面部血液循环，加速新陈代谢，促使代谢产物排出，从而达到排毒养颜健肤、行气活血消斑的作用。

注意事项

妇科疾病如月经不调、痛经、子宫肌瘤、卵巢囊肿等引发本病者，或以肝病、结核病等为原发病者，要以治疗原发病为主。同时要建立患者祛斑治疗的信心，提高积极性，做好生活、饮食及精神调理，方可取效。

课后作业 >>>>>

拿起你手中的笔画出本节的思维导图吧！

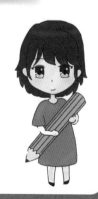

② 痤疮

课前导读

我这几天吃了几天辣，脸上又长痘了，有几个大的，忍不住用手挤了，现在感觉发炎了，又红又肿，之前有些没有恢复好，还有痘印、瘢痕，怎么办好呢？

注意饮食，我也是不能吃辣和煎炸的东西，不然就容易长痘，还有不要用手挤，容易感染。

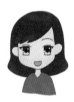

我准备去治疗，平常出门都觉得难看，不知道有什么好的治疗方法，之前吃过西药效果也一般，很容易复发。

我一个朋友用过针灸的方法治疗，听她说还不错，痘痘少了很多，痘印也没那么明显了，不过也要坚持治疗一段时间。

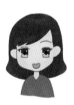

案例实战

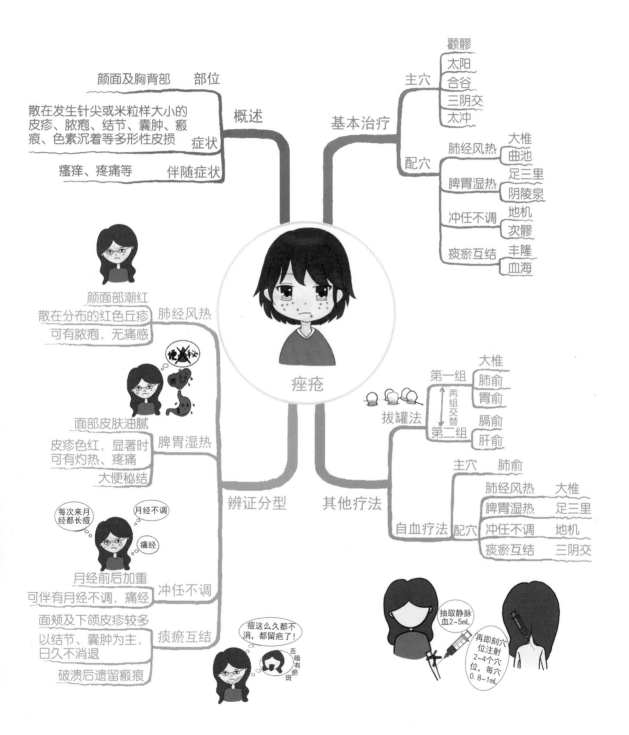

散在发生针尖或米粒样大小的皮疹、脓疱、结节、囊肿、瘢痕、色素沉着等多形性皮损

概述
- 部位 —— 颜面及胸背部
- 症状
- 伴随症状 —— 瘙痒、疼痛等

基本治疗
- 主穴
  - 颧髎
  - 太阳
  - 合谷
  - 三阴交
  - 太冲
- 配穴
  - 肺经风热
    - 大椎
    - 曲池
  - 脾胃湿热
    - 足三里
    - 阴陵泉
  - 冲任不调
    - 地机
    - 次髎
  - 痰瘀互结
    - 丰隆
    - 血海

痤疮

辨证分型
- 肺经风热
  - 颜面部潮红
  - 散在分布的红色丘疹
  - 可有脓疱，无痛感
- 脾胃湿热
  - 面部皮肤油腻
  - 皮疹色红，显著时可有灼热、疼痛
  - 大便秘结
- 冲任不调
  - 月经前后加重
  - 可伴有月经不调，痛经
- 痰瘀互结
  - 面颊及下颌皮疹较多
  - 以结节、囊肿为主，日久不消退
  - 破溃后遗留瘢痕

其他疗法
- 拔罐法
  - 第一组 两组交替 第二组
    - 大椎
    - 肺俞
    - 胃俞
    - 膈俞
    - 肝俞
- 自血疗法
  - 主穴 —— 肺俞
  - 配穴
    - 肺经风热 —— 大椎
    - 脾胃湿热 —— 足三里
    - 冲任不调 —— 地机
    - 痰瘀互结 —— 三阴交

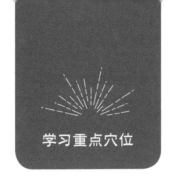

学习重点穴位

扫码获取
· 穴位详解
· 手法示范
· 专题知识

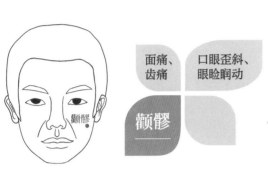

面痛、齿痛　口眼歪斜、眼睑瞤动

颧髎

面部疾病要穴

【定位】在面部，颧骨下缘，目外眦直下凹陷中。

【手法】直刺 0.3 ~ 0.5 寸，斜刺或平刺 0.5 ~ 1 寸。

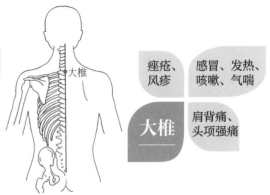

痤疮、风疹　感冒、发热、咳嗽、气喘

大椎

肩背痛、头项强痛

解表退热要穴

【定位】在后正中线上，第 7 颈椎棘突下凹陷中。

【手法】向上斜刺 0.5 ~ 1 寸。

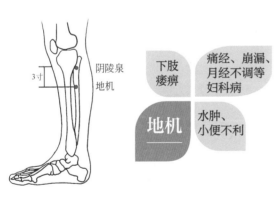

下肢痿痹　痛经、崩漏、月经不调等妇科病

地机

水肿、小便不利

痛经要穴

【定位】在小腿内侧，内踝尖与阴陵泉的连线上，阴陵泉下 3 寸。

【手法】直刺 1 ~ 1.5 寸。

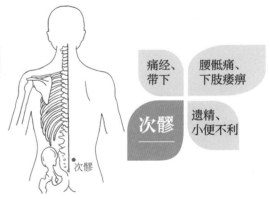

痛经、带下　腰骶痛、下肢痿痹

次髎

遗精、小便不利

痛经经验穴

【定位】在骶后上棘下与后正中线之间，正对第 2 骶后孔中。

【手法】直刺 1 ~ 1.5 寸。

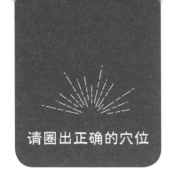

请圈出正确的穴位

扫码获取
· 穴位答案
· 拓展资料

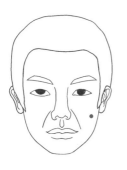

颧髎

口禾髎

大迎

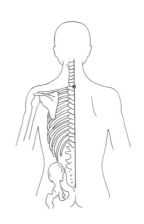

大椎

陶道

哑门

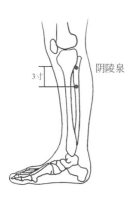

地机

阳陵泉

血海

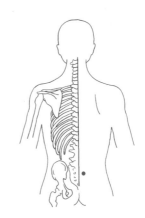

次髎

白环俞

下髎

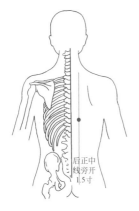

胃俞

胆俞

肝俞

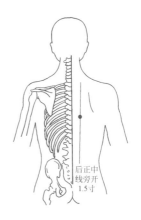

心俞

膈俞

脾俞

加油站

自血穴位注射疗法治疗痤疮

源流

"自血穴位注射疗法"简称"自血疗法"，为广州中医药大学已故首席教授靳瑞首创，其源自20世纪50年代的前苏联的"自血疗法"，对于过敏性皮肤病等，有一定的疗效。早在20世纪60年代中期，靳老将前苏联的"自血疗法"与经络穴位相结合，发展成为"自血穴位注射疗法"。

取穴

主穴：肺俞。
配穴：肺经风热配大椎，脾胃湿热配足三里，冲任不调配地机，痰瘀互结配三阴交。

方义

痤疮发病过程中的免疫学机制近年来备受关注，自身血液中含有丰富的微量元素、抗体、补体、酶类等物质，将自身血注射到具有针对性治疗作用的穴位并经组织吸收后，可激发患者的自身免疫系统与内环境，调节神经、内分泌功能，改变机体的反应性。本方选取具有调理肺脏、润泽皮毛作用的肺俞，配合疏散风热之大椎，健脾利湿之足三里，健脾活血之地机，活血化瘀之三阴交，进行自血注射，可更好地激发人体免疫机制，改善机体特异性或非特异性体液与细胞免疫力，从而达到治疗痤疮的目的。

操作

选用一次性2mL注射器（带6~7号注射针头），肘部静脉严格消毒后抽取静脉血2mL，穴位局部经消毒后，左手固定穴位，右手持注射器对准穴位快速刺入皮下，然后将针头缓慢刺入肌层，达到一定深度并有"得气感"且无回血后，便可将自身血液注射入穴位内，每个穴位注射量约0.5mL，每周2次，4周为1个疗程。

痤疮致病因素

雄激素过高
青春期性腺成熟，雄性激素分泌增多，使皮脂腺分泌增加而形成痤疮，是青春期痤疮的主要发病因素。

内分泌失调
内分泌失调是年龄超过30岁的女性痤疮患者的主要致病因素，常伴有月经失调、白带失常等症状。

痤疮的致病因素

其他
痤疮还与饮食刺激和遗传因素等相关。

微生物感染
毛囊皮脂腺内的痤疮丙酸杆菌大量繁殖，分解皮脂刺激毛囊，造成感染，形成丘疹、脓疱或结节，重症者愈后留有瘢痕。皮脂腺分布密集的面部、前胸、上背部都是痤疮好发部位。

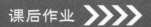

课后作业 >>>>

拿起你手中的笔画出本节的思维导图吧！

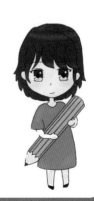

③ 单纯性肥胖

 课前导读

 医生，我的体重一直减不下去，每次体检总是超重。

平常胃口怎么样？大便正常吗？会有规律地做运动吗？

 胃口很好，总是想吃饭。大便还算正常。因为工作的原因需要经常坐着，所以很少运动。

按照您的症状，这主要是摄入大于消耗导致的单纯性肥胖。

 那有没有治疗方法？这样真的太没有自信了。

别担心，中医有很多方法可以治疗，比如穴位埋线法就对肥胖有很好的治疗效果。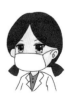

案例实战

暴饮暴食

多见于青少年，肥胖而壮实，食欲旺盛，面色红润，容易上火，口干口渴，便秘

脾胃积热

多见于中年女性，肥胖而形体臃肿，面部浮肿，肢体困重，胸腹胀满，不喜饮水，嗜睡，白带量多

不欲饮水

痰湿内盛

倦怠乏力

多见于劳倦体虚之人，肥胖而肌肉松弛，面色苍白，胃口欠佳，倦怠乏力，动则汗出，大便困难

脾胃气虚

辨证分型

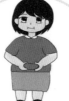
单纯性肥胖

脾肾阳虚

多见于中老年人，肥胖而肌肉松弛下垂，面色白，精神疲惫，食量较少，腰膝酸软，畏寒怕冷，夜尿频多，白带清稀

畏寒怕冷

基本治疗

主穴　中脘、天枢、足三里、曲池

配穴
- 脾胃积热　内庭　支沟
- 痰湿内盛　丰隆　阴陵泉
- 脾胃气虚　脾俞　胃俞
- 脾肾阳虚　脾俞　肾俞

腰腹部（腹部八穴）
水分
阴交
天枢（双侧）
滑肉门（双侧）
外陵（双侧）

局部肥胖选穴
- 上臂　臂臑、臑会
- 小腿　委中、承山
- 大腿　梁丘、阴市、伏兔
- 胃部凸出　中脘、梁门
- 下腹部凸出　关元、水道、中极、归来

其他疗法

穴位按摩
中脘、带脉、足三里

耳穴贴压
神门、内分泌、饥点、口、缘中、脾、胃、大肠、腹、便秘点

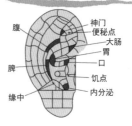

腹
神门
便秘点
大肠
胃
口
脾
饥点
缘中
内分泌

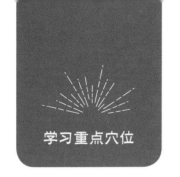

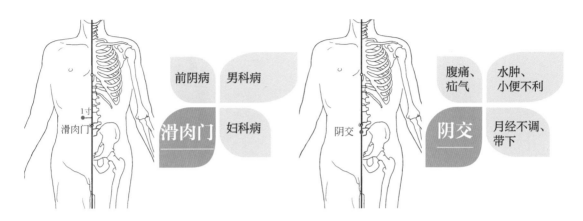

滑肉门 | 前阴病 | 男科病 | 妇科病

阴交 | 腹痛、疝气 | 水肿、小便不利 | 月经不调、带下

腹部肥胖常用穴

【定位】脐中上1寸，前正中线旁开2寸。

【手法】直刺1~1.2寸，需排尿后进行针刺；孕妇慎用。

小腹局部病证常用穴

【定位】脐中下1寸，前正中线上。

【手法】直刺1~1.5寸，孕妇慎用。

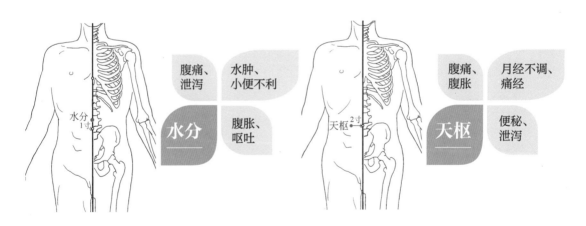

水分 | 腹痛、泄泻 | 水肿、小便不利 | 腹胀、呕吐

天枢 | 腹痛、腹胀 | 月经不调、痛经 | 便秘、泄泻

泌别清浊常用穴

【定位】在上腹部，脐中上1寸，前正中线上。

【手法】直刺1~1.5寸；孕妇慎用。

胃肠病、妇科病要穴

【定位】在腹中部，横平脐中，前正中线旁开2寸。

【手法】直刺1~1.5寸；孕妇禁针灸。

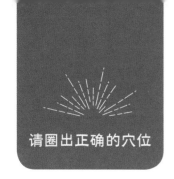

请圈出正确的穴位

扫码获取
· 穴位答案
· 拓展资料

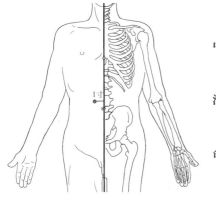

中脘

滑肉门

命门

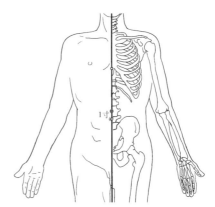

膻中

水分

阴交

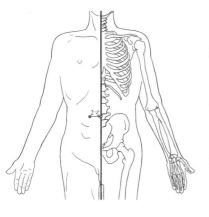

天枢

气海

关元

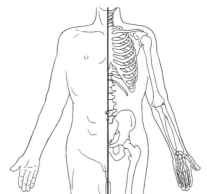

上脘

阴交

水分

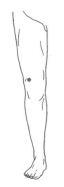

梁丘

膝眼

丰隆

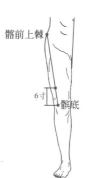

风市

伏兔

髀关

穴位按摩

②用拇指按揉中脘、带脉、足三里，每穴按揉2～3min。

①患者取仰卧位，医生先取适量按摩膏涂于胸腹部前正中线及其两侧足阳明胃经循行路线上，以一手大拇指指腹部在胸部分别沿前正中线及乳中线即锁骨中线（避开乳晕部）从上到下按揉，在腹部分别沿前正中线旁开2寸的直线从上到下按揉，往返5～10次。

③按揉背部脊柱两侧：患者取俯卧位，医者以一手掌根部从上到下按揉背部后正中线及其两侧1.5寸（足太阳膀胱经循行路线）的直线，往返5～10次。

以上按摩方法对位于前正中线的任脉、胸腹部胃经循行路线、后正中线的督脉、背部膀胱经循行路线及重点穴位进行按揉刺激，能起到健脾益胃、利水化湿、调节阴阳平衡的作用，从而达到减肥的目的。

耳穴贴压

①取穴：神门、饥点、口、内分泌、缘中、脾、胃、大肠、腹、便秘点。

②操作：采用耳穴压丸法，使用王不留行籽或白芥子1～2粒贴在约0.6cm×0.6cm大小的胶布上，贴敷在上述耳穴上。三餐前半小时嘱患者按压耳穴，用拇食指循耳前后捻压至疼痛或麻木为宜。3～7天更换1次，双耳交替。

耳压神门、口、饥点可抑制食欲，增加饱感，进而达到减少摄入的目的；内分泌、缘中、脾、胃等穴能调节内分泌功能，加强代谢，并动员多余脂肪参与代谢；大肠、腹、便秘点可促进肠蠕动，加强排泄功能。

注意事项

①月经期、孕期女性不宜接受针灸减肥；②中度或重度肥胖者见效快，轻度肥胖者见效慢；部分人表现为减肥不减重，即腰围减少但体重不变。

课后作业 >>>>>

拿起你手中的笔画出本节的思维导图吧！

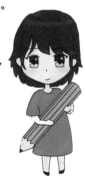

4 斑秃

课前导读

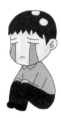

> 医生，最近发生了奇怪的事情，我头发有几小块脱落的地方，好像突然就脱发了，也没有什么征兆，到底是怎么回事呢？

> 您自我感觉脱发有什么诱因吗？

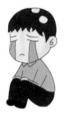

> 也没有什么吧，饮食方面正常，只是最近年底经常熬夜加班，压力有些大。

> 很有可能是斑秃，由于发病往往没有自觉症状，所以民间俗称"鬼剃头"。

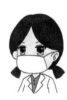

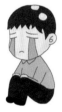

> 有什么好的治疗方法吗？

> 可以使用梅花针和艾灸配合的方法，效果还不错。另外，您需要放松心情，减少熬夜、精神紧张等情况。

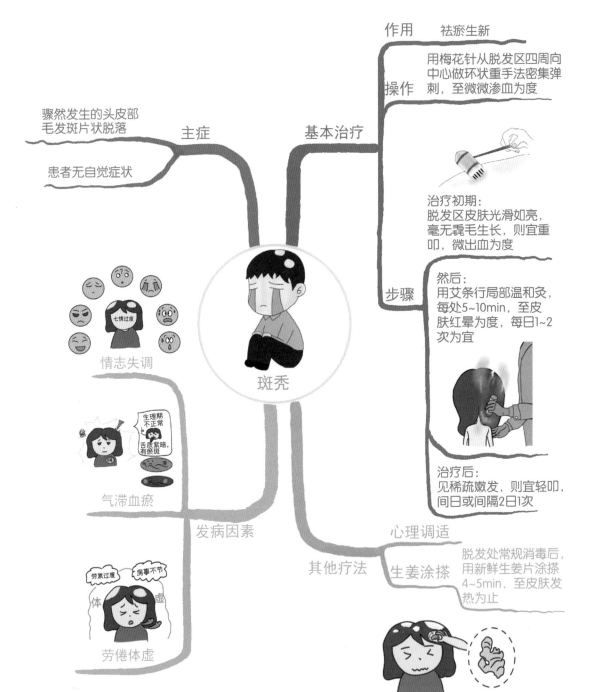

主症
骤然发生的头皮部毛发斑片状脱落
患者无自觉症状

基本治疗
作用　祛瘀生新
操作　用梅花针从脱发区四周向中心做环状重手法密集弹刺，至微微渗血为度
步骤
治疗初期：
脱发区皮肤光滑如亮，毫无毳毛生长，则宜重叩，微出血为度
然后：
用艾条行局部温和灸，每处5~10min，至皮肤红晕为度，每日1~2次为宜
治疗后：
见稀疏嫩发，则宜轻叩，间日或间隔2日1次

发病因素
情志失调
七情过度
气滞血瘀
生理期不正常
舌质紫暗，有瘀斑
血瘀证
劳倦体虚
劳累过度　房事不节
体　虚

斑秃

其他疗法
心理调适
生姜涂搽
脱发处常规消毒后，用新鲜生姜片涂搽4~5min，至皮肤发热为止

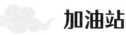

加油站

梅花针，小器具大作用

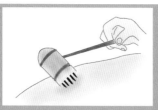

梅花针，又称"皮肤针"，以针头形似梅花而得名，《灵枢·官针》记载："半刺者，浅内而疾发针，无针伤肉，如拔毛状，以取皮气"，即指浅刺皮肤的针刺方法。

梅花针作用：疏经通络、活血祛瘀、清热解毒。

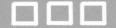

疏经通络

《素问·皮部论》曰："凡十二经脉者，皮之部也。是故百病之始生也，必先于皮毛"。说明皮部与经络、脏腑密切联系，梅花针叩刺皮部，可激发、调节经络脏腑之气，使气血畅通，通则不痛，从而起到疏通经气、通络止痛之作用，临床善于治疗多种皮肤病和疼痛疾患。

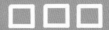

活血祛瘀

《素问·针解篇》曰："菀陈则除之者，出恶血也"。对于络脉瘀阻的病证，最宜刺络脉，除恶血，祛邪气，泄热毒。梅花针刺络出血，可宣通瘀滞、活血化瘀，对跌打损伤所致的瘀血肿胀收效显著，同时对于疮疽痈疖有良好的消肿散结作用。

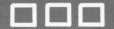

清热解毒

梅花针刺血使热毒之邪随血出而泄，火降热清则毒邪可除；对于热毒壅盛之证可起到祛邪外出、清热解毒的功效，临床常用于丹毒、虫蛇咬伤等疾患。

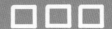

课后作业 >>>>

拿起你手中的笔画出本节的思维导图吧！

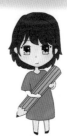

第二阶段

行笃愈明——
穴位主题概念图应用

第 10 章

疫情防控主题概念图

① 居家防护，巧用穴位御外邪

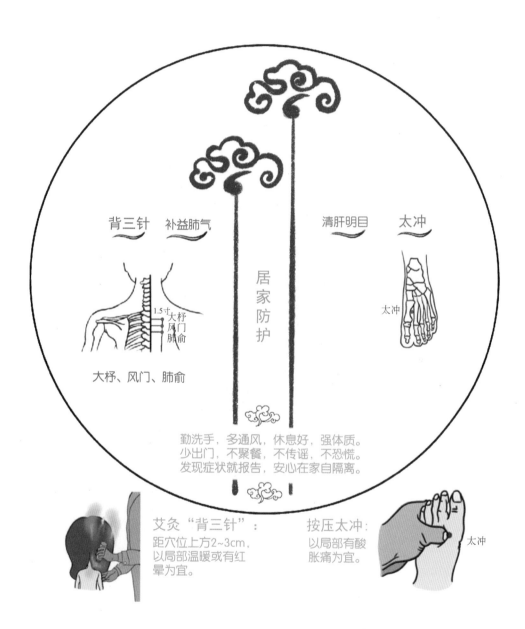

背三针　补益肺气　　　清肝明目　太冲

1.5寸
大杼
风门
肺俞

大杼、风门、肺俞

太冲

居家防护

勤洗手，多通风，休息好，强体质。
少出门，不聚餐，不传谣，不恐慌。
发现症状就报告，安心在家自隔离。

艾灸"背三针"：
距穴位上方2~3cm，
以局部温暖或有红
晕为宜。

按压太冲：
以局部有酸
胀痛为宜。

太冲

② 出行防疫，穴位也能帮帮忙

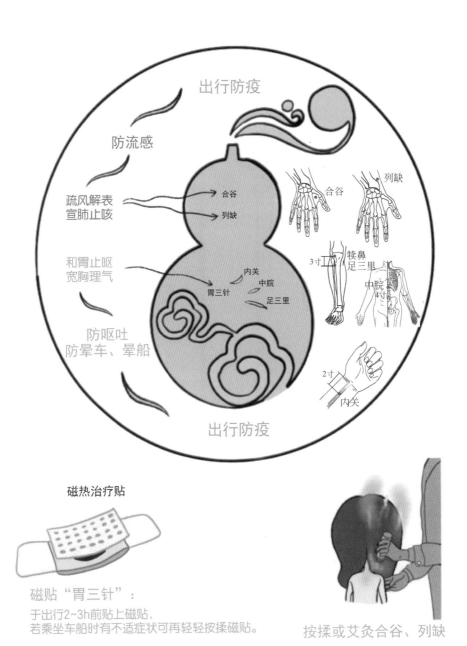

出行防疫

防流感

疏风解表
宣肺止咳

合谷
列缺

和胃止呕
宽胸理气

内关
中脘
胃三针
足三里

防呕吐
防晕车、晕船

出行防疫

犊鼻
足三里
3寸
中脘
4寸

2寸
内关

磁热治疗贴

磁贴"胃三针"：
于出行2~3h前贴上磁贴，
若乘坐车船时有不适症状可再轻轻按揉磁贴。

按揉或艾灸合谷、列缺

③ 心理防护，穴位唤醒正能量

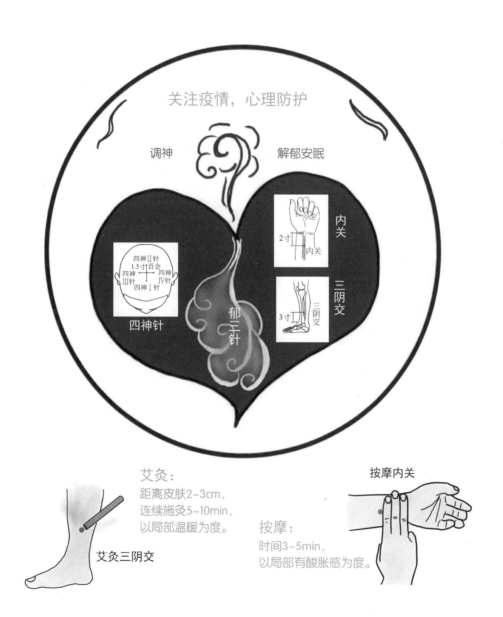

关注疫情，心理防护

调神　　　　　　　解郁安眠

四神Ⅱ针
1.5寸百会
四神　　　　四神
Ⅲ针　　　Ⅳ针
四神Ⅰ针

四神针

郁三针

2寸
内关

内关

3寸
三阴交

三阴交

艾灸：
距离皮肤2~3cm，
连续施灸5~10min，
以局部温暖为度。

艾灸三阴交

按摩内关

按摩：
时间3~5min，
以局部有酸胀感为度。

4 强身健体，穴位增强免疫力

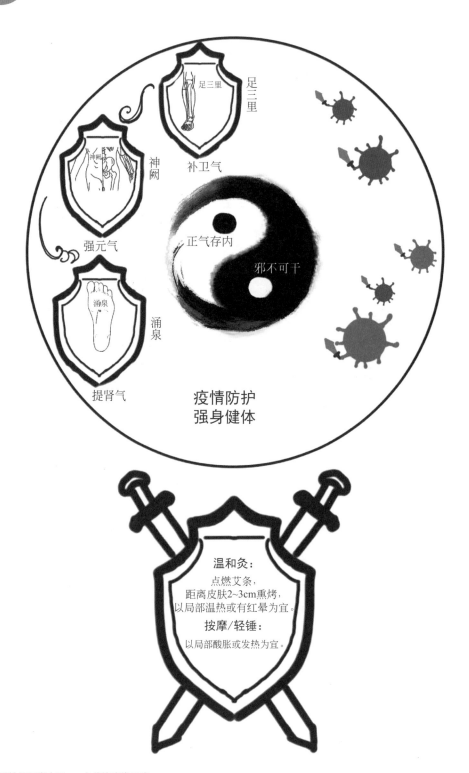

第11章

穴性药性关系分类图

① 补阳类、滋阴类穴性药性关系图

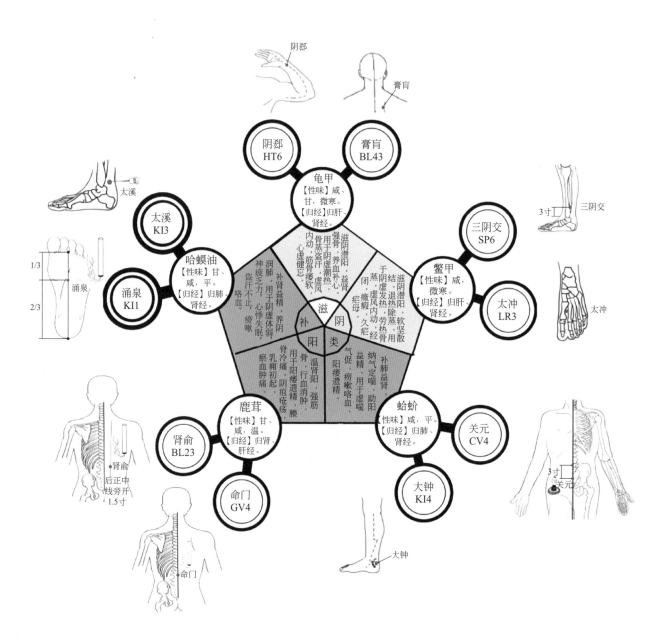

阴郄

膏肓

太溪

涌泉

三阴交

太冲

肾俞

命门

大钟

关元

阴郄
HT6

膏肓
BL43

龟甲
【性味】咸、甘、微寒。
【归经】归肝、肾经。

太溪
KI3

哈蟆油
【性味】甘、咸、平。
【归经】归肺、肾经。

涌泉
KI1

三阴交
SP6

鳖甲
【性味】咸，微寒。
【归经】归肝、肾经。

太冲
LR3

滋阴

补阳

滋阴潜阳、养血补心，强骨，用于阴虚潮热、骨蒸盗汗、虚风内动，筋骨痿软，心虚健忘

于阴虚结、滋阴退热阴，虚发热、除劳热蒸、虚风内动，经、癥瘕骨软坚用疟母，久疟

润肺，用于阴虚体弱，神疲乏力，心悸失眠，盗汗不止，痨嗽

补肾益精、养阴

气促，病嗽咯血

益精，纳气定喘，助阳肾，阳痿遗精。用于虚喘

补肺益肾

补骨、温肾阳、强筋骨，用于阳痿遗精，腰肾冷痛、行血消肿，乳痈初起，阴疽疮疡，瘀血肿痛

鹿茸
【性味】甘、咸、温。
【归经】归肾、肝经。

肾俞
BL23

命门
GV4

蛤蚧
【性味】咸、平。
【归经】归肺、肾经。

关元
CV4

大钟
KI4

肾俞
后正中线旁开
1.5寸

1/3
2/3

3寸

3寸

② 平肝息风类、活血化瘀类穴性药性关系图

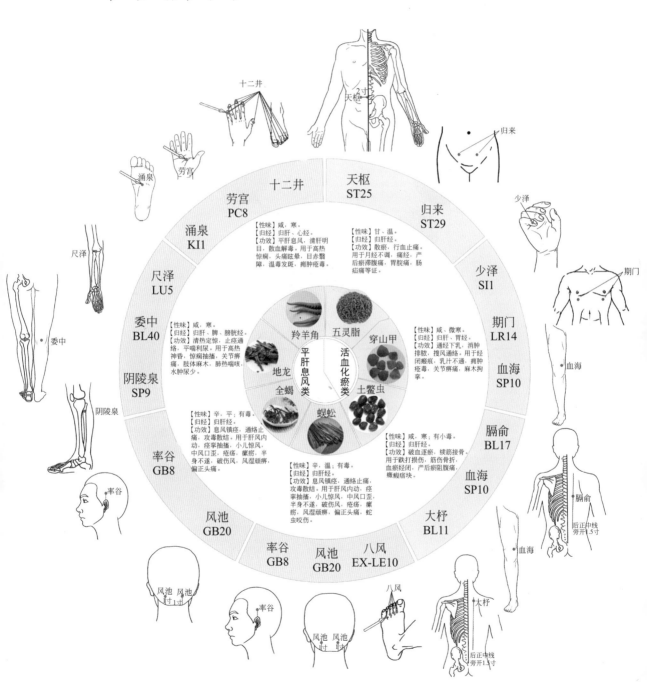

十二井

劳宫
PC8

涌泉
KI1

尺泽
LU5

委中
BL40

阴陵泉
SP9

率谷
GB8

风池
GB20

率谷
GB8

风池
GB20

天枢
ST25

归来
ST29

少泽
SI1

期门
LR14

血海
SP10

膈俞
BL17

血海
SP10

大杼
BL11

八风
EX-LE10

平肝息风类

羚羊角　五灵脂　穿山甲

地龙　　　　　　土鳖虫

全蝎　　蜈蚣

活血化瘀类

【性味】咸，寒。
【归经】归肝、心经。
【功效】平肝息风，清肝明目，散血解毒。用于高热惊痫，头痛眩晕，目赤翳障，温毒发斑，痈肿疮毒。

【性味】甘、温。
【归经】归肝经。
【功效】散瘀，行血止痛。用于月经不调，痛经，产后瘀滞腹痛，胃脘痛，肠疝痛等证。

【性味】咸，微寒。
【归经】归肝、胃经。
【功效】通经下乳，消肿排脓，搜风通络。用于经闭瘕瘕，乳汁不通，痈肿疮毒，关节痹痛，麻木拘挛。

【性味】咸，寒。
【归经】归肝、脾、膀胱经。
【功效】清热定惊，止痉通络，平喘利尿。用于高热神昏，惊痫抽搐，关节痹痛，肢体麻木，肺热喘咳，水肿尿少。

【性味】辛，平；有毒。
【归经】归肝经。
【功效】息风镇痉，通络止痛，攻毒散结。用于肝风内动，痉挛抽搐，小儿惊风，中风口歪，疮疡，瘰疬，半身不遂，破伤风，风湿顽痹，偏正头痛。

【性味】咸，寒，有小毒。
【归经】归肝经。
【功效】破血逐瘀，续筋接骨。用于跌打损伤，筋伤骨折，血瘀经闭，产后瘀阻腹痛，癥瘕痞块。

【性味】辛，温；有毒。
【归经】归肝经。
【功效】息风镇痉，通络止痛，攻毒散结。用于肝风内动，痉挛抽搐，小儿惊风，中风口歪，半身不遂，破伤风，疮疡，瘰疬，风湿顽痹，偏正头痛，蛇虫咬伤。

❸ 开窍类、收涩类、理气类穴性药性关系图

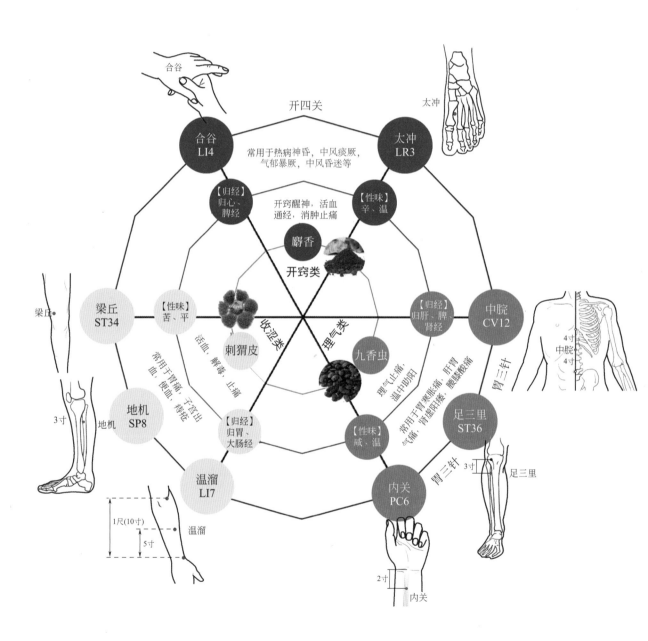

合谷

开四关

太冲

合谷
LI4

常用于热病神昏，中风痰厥，
气郁暴厥，中风昏迷等

太冲
LR3

【归经】
归心、
脾经

开窍醒神，活血
通经，消肿止痛

【性味】
辛、温

麝香

开窍类

梁丘

梁丘
ST34

【性味】
苦、平

【归经】
归肝、脾
肾经

中脘
CV12

刺猬皮

收涩类

理气类

九香虫

理气止痛，
温中助阳

4寸
中脘
4寸

胃三针

活血，解毒，止痛

地机

3寸

地机
SP8

常用于胃痛，吐
血，便血，痔疮

【归经】
归胃、
大肠经

常用于胃寒胀痛，肝胃
气痛，肾虚阳痿，腰膝酸痛

【性味】
咸、温

足三里
ST36

胃三针

3寸

足三里

温溜
LI7

内关
PC6

1尺(10寸)

5寸

温溜

2寸

内关

4 清热解毒类、祛风湿类穴性药性关系图

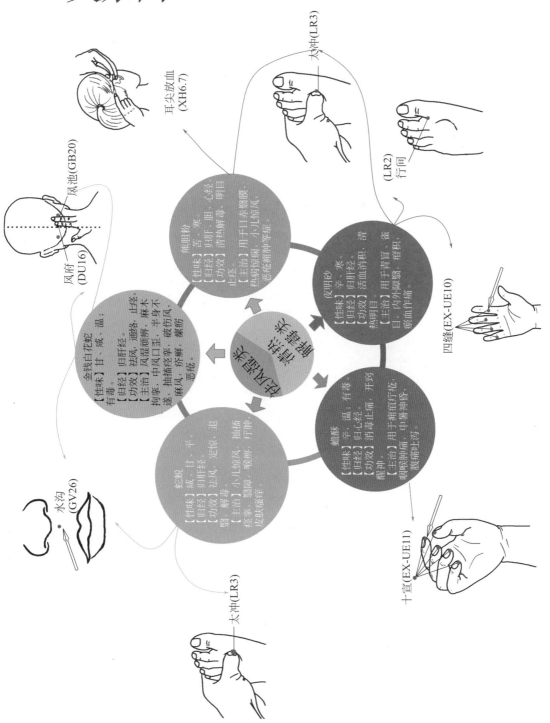

第 12 章

十二经脉全彩复习图

① 肺经、大肠经

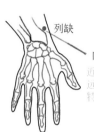

列缺

向上斜刺0.5～0.8寸。

近治作用：治疗手臂挛痛。
远治作用：治疗感冒、咳嗽、气喘。
特殊作用：治疗头项疾患。

直刺0.8～1.2寸，
或点刺放血。

尺泽

近治作用：治疗肘臂挛痛，
上肢瘫痪。
远治作用：治疗感冒、咳嗽、
气喘
特殊作用：治疗急性吐泻。

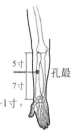

5寸
7寸

孔最

直刺0.5～1寸。

近治作用：治疗肘臂挛痛
远治作用：治疗咳嗽、气喘、
咽喉肿痛等肺系
疾患。
特殊作用：治疗咯血。

避开桡动脉，直刺0.3～0.5寸；
禁化脓灸。

近治作用：治疗腕臂痛。
远治作用：治疗咳嗽、气喘等肺系疾患。
特殊作用：治疗无脉症。

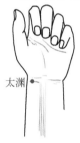

太渊

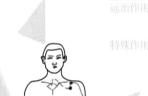

手太阴肺经

治疗肩臂痛、上肢不遂。
直刺或向下斜刺0.8～1.5寸。

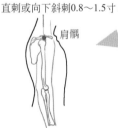

肩髃

手阳明大肠经

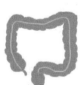

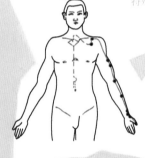

迎香

略向内上方斜刺或平刺
0.3～0.5寸，禁灸。

近治作用：治疗鼻塞，慢性鼻炎。
远治作用：治疗呃逆。

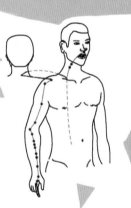

直刺0.5～1寸，孕妇禁针。

近治作用：治疗手指麻木，屈伸
不利；颈椎病、中风、
类风湿关节炎等。
远治作用：治疗头面部疾病(口眼歪
斜、牙痛、鼻衄)，预防
及治疗感冒、发热。
特殊作用：治疗痛证（头痛、腹痛、
痛经）。

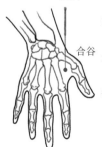

合谷

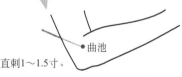

曲池

直刺1～1.5寸。

近治作用：治疗上肢痿痹，手臂肿痛。
远治作用：治疗胃肠病(腹痛、腹泻)；
热证(咽喉肿痛、发热)；
皮肤病(风疹、湿疹)。
特殊作用：治疗高血压。

② 胃经、脾经

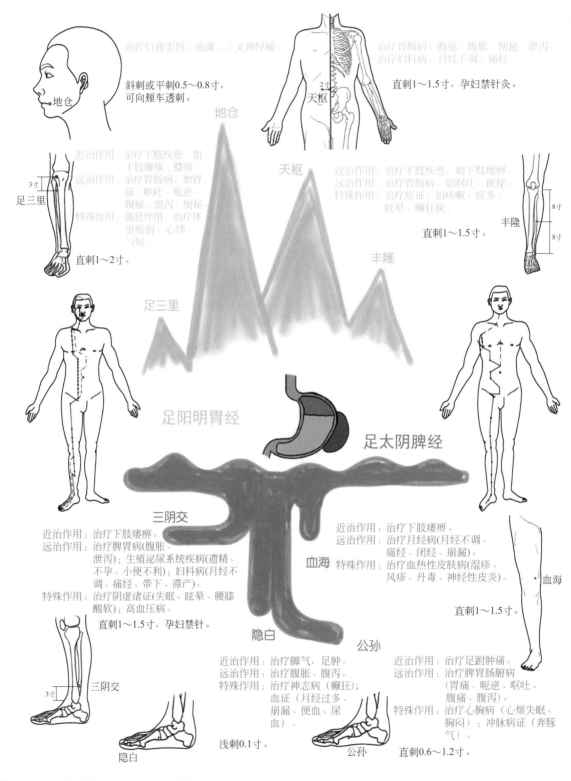

治疗口角歪斜、流涎、三叉神经痛。

斜刺或平刺0.5～0.8寸，可向颊车透刺。

地仓

近治作用：治疗下肢疾患，如下肢瘫痪、膝痛。
远治作用：治疗胃肠病，如胃痛、呕吐、呃逆、腹痛、泄泻、便秘。
特殊作用：强壮作用，治疗体虚瘦弱、心悸、气短。

足三里

3寸

直刺1～2寸。

足三里

足阳明胃经

治疗胃肠病：腹痛、腹胀、便秘、泄泻。治疗妇科病：月经不调、痛经。

直刺1～1.5寸，孕妇禁针灸。

2寸

天枢

近治作用：治疗下肢疾患，如下肢痿痹。
远治作用：治疗胃肠病，如呕吐、便秘。
特殊作用：治疗痰证，如咳嗽、痰多、眩晕、癫狂痫。

天枢

丰隆

直刺1～1.5寸。

8寸

8寸

丰隆

足太阴脾经

三阴交

近治作用：治疗下肢痿痹。
远治作用：治疗脾胃病(腹胀、泄泻)；生殖泌尿系统疾病(遗精、不孕、小便不利)；妇科病(月经不调、痛经、带下、滞产)。
特殊作用：治疗阴虚诸证(失眠、眩晕、腰膝酸软)；高血压病。

直刺1～1.5寸，孕妇禁针。

血海

近治作用：治疗下肢痿痹。
远治作用：治疗月经病(月经不调、痛经、闭经、崩漏)。
特殊作用：治疗血热性皮肤病(湿疹、风疹、丹毒、神经性皮炎)。

直刺1～1.5寸。

血海

3寸

三阴交

隐白

近治作用：治疗脚气，足肿。
远治作用：治疗腹胀、腹泻。
特殊作用：治疗神志病（癫狂）；血证（月经过多、崩漏、便血、尿血）。

浅刺0.1寸。

隐白

公孙

近治作用：治疗足跗肿痛。
远治作用：治疗脾胃肠腑病（胃痛、呃逆、呕吐、腹痛、腹泻）。
特殊作用：治疗心胸病（心烦失眠、胸闷）；冲脉病证（奔豚气）。

公孙

直刺0.6～1.2寸。

③ 心经、小肠经

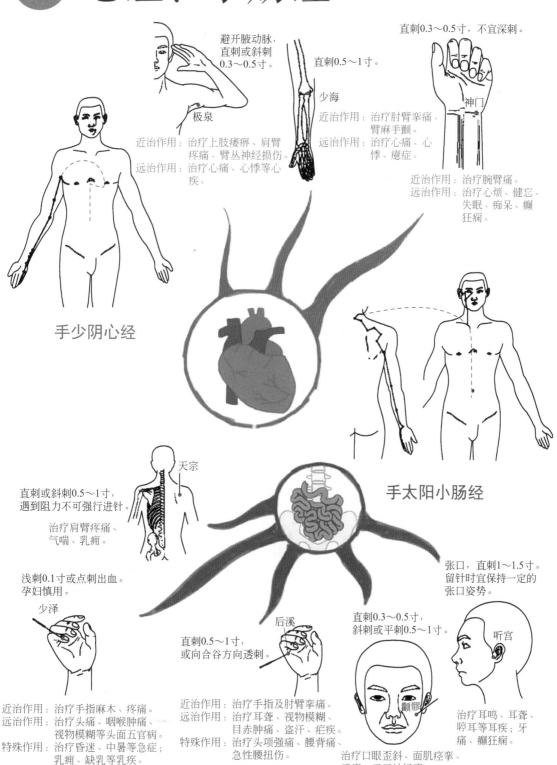

避开腋动脉，直刺或斜刺0.3～0.5寸。

直刺0.5～1寸。

直刺0.3～0.5寸，不宜深刺。

极泉

近治作用：治疗上肢痿痹、肩臂疼痛、臂丛神经损伤。
远治作用：治疗心痛、心悸等心疾。

少海

近治作用：治疗肘臂挛痛、臂麻手颤。
远治作用：治疗心痛、心悸、癔症。

神门

近治作用：治疗腕臂痛。
远治作用：治疗心烦、健忘、失眠、痴呆、癫狂痫。

手少阴心经

手太阳小肠经

天宗

直刺或斜刺0.5～1寸，遇到阻力不可强行进针。

治疗肩臂疼痛、气喘、乳痈。

浅刺0.1寸或点刺出血。孕妇慎用。

少泽

近治作用：治疗手指麻木、疼痛。
远治作用：治疗头痛、咽喉肿痛、视物模糊等头面五官病。
特殊作用：治疗昏迷、中暑等急症；乳痈、缺乳等乳疾。

后溪

直刺0.5～1寸，或向合谷方向透刺。

近治作用：治疗手指及肘臂挛痛。
远治作用：治疗耳聋、视物模糊、目赤肿痛、盗汗、疟疾。
特殊作用：治疗头项强痛、腰背痛、急性腰扭伤。

直刺0.3～0.5寸，斜刺或平刺0.5～1寸。

颧髎

治疗口眼歪斜、面肌痉挛、牙痛、三叉神经痛。

张口，直刺1～1.5寸。留针时宜保持一定的张口姿势。

听宫

治疗耳鸣、耳聋、聤耳等耳疾；牙痛、癫狂痫。

4 膀胱经、肾经

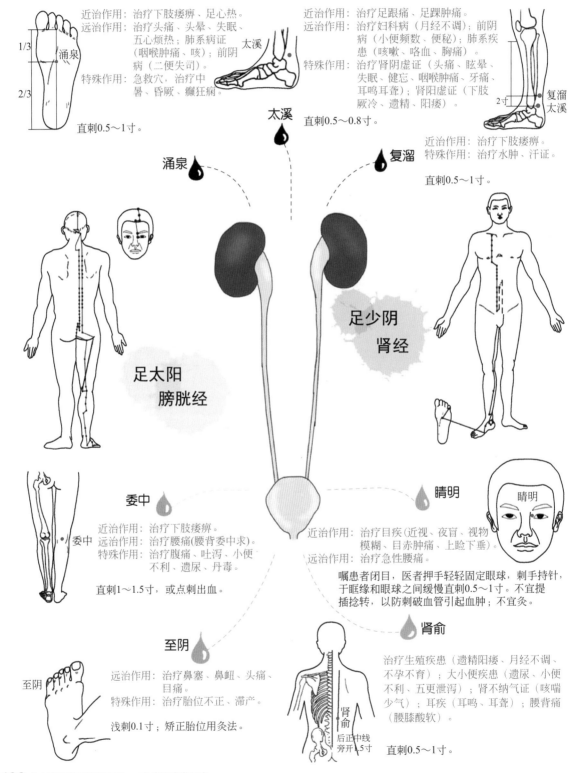

近治作用：治疗下肢痿痹、足心热。
远治作用：治疗头痛、头晕、失眠、五心烦热、肺系病证（咽喉肿痛、咳）；前阴病（二便失司）。
特殊作用：急救穴，治疗中暑、昏厥、癫狂病。

涌泉

直刺0.5～1寸。

太溪

近治作用：治疗足跟痛、足踝肿痛。
远治作用：治疗妇科病（月经不调）；前阴病（小便频数、便秘）；肺系疾患（咳嗽、咯血、胸痛）。
特殊作用：治疗肾阴虚证（头痛、眩晕、失眠、健忘、咽喉肿痛、牙痛、耳鸣耳聋）；肾阳虚证（下肢厥冷、遗精、阳痿）。

太溪

直刺0.5～0.8寸。

复溜
太溪

复溜

近治作用：治疗下肢痿痹。
特殊作用：治疗水肿、汗证。

直刺0.5～1寸。

足太阳
膀胱经

足少阴
肾经

委中

近治作用：治疗下肢痿痹。
远治作用：治疗腰痛（腰背委中求）。
特殊作用：治疗腹痛、吐泻、小便不利、遗尿、丹毒。

直刺1～1.5寸，或点刺出血。

睛明

睛明

近治作用：治疗目疾（近视、夜盲、视物模糊、目赤肿痛、上睑下垂）。
远治作用：治疗急性腰痛。

嘱患者闭目，医者押手轻轻固定眼球，刺手持针，于眶缘和眼球之间缓慢直刺0.5～1寸。不宜提插捻转，以防刺破血管引起血肿；不宜灸。

至阴

至阴

远治作用：治疗鼻塞、鼻衄、头痛、目痛。
特殊作用：治疗胎位不正、滞产。

浅刺0.1寸；矫正胎位用灸法。

肾俞

肾俞
后正中线
旁开1.5寸

治疗生殖疾患（遗精阳痿、月经不调、不孕不育）；大小便疾患（遗尿、小便不利、五更泄泻）；肾不纳气证（咳喘少气）；耳疾（耳鸣、耳聋）；腰背痛（腰膝酸软）。

直刺0.5～1寸。

⑤ 心包经、三焦经

近治作用：治疗手指拘挛。
远治作用：治疗癫狂痫、失眠、郁证等神志病。
特殊作用：治疗中风昏迷、中暑等急症；口疮、口臭。

直刺0.3~0.5寸。

劳宫

2寸
内关

内关

近治作用：治疗上肢痹痛。
远治作用：治疗心悸、胸闷、心律失常等心疾；失眠、郁证、癫狂痫等神志病证。
特殊作用：治疗胃痛、呃逆、呕吐等胃疾。

直刺0.5~1寸；或点刺出血。

近治作用：治疗肘臂疼痛。
远治作用：治疗心痛、心悸、胸痛等心系疾病。
特殊作用：治疗呕吐、泄泻、中暑、胃痛。

直刺1~1.5寸。

曲泽

曲泽

上焦
中焦
下焦

手少阳三焦经

手厥阴心包经

心包

10寸
2寸
外关

外关

翳风

耳门

耳门

治疗耳聋、耳鸣、聤耳等耳疾；齿痛。

微张口，直刺0.5~1寸。

肩髎

肩髎

治疗肩臂痛。

直刺1~1.5寸。

近治作用：治疗上肢痿痹。
远治作用：治疗耳鸣耳聋、目赤肿痛、头痛、落枕、肩臂痛。
特殊作用：治疗感冒发热等外感表证；腰扭伤、踝关节扭伤。

直刺0.5~1寸。

翳风

治疗耳鸣、耳聋等耳疾病；面瘫、齿痛、牙关紧闭等面口病证。

直刺0.5~1寸。

6 胆经、肝经

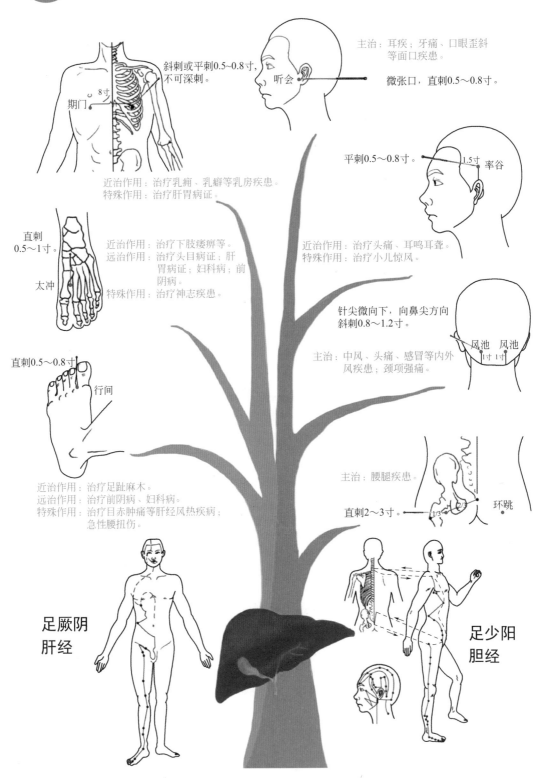

斜刺或平刺0.5~0.8寸，不可深刺。

期门 8寸

主治：耳疾；牙痛、口眼歪斜等面口疾患。

听会

微张口，直刺0.5~0.8寸。

近治作用：治疗乳痈、乳癖等乳房疾患。
特殊作用：治疗肝胃病证。

平刺0.5~0.8寸。

率谷 1.5寸

直刺0.5~1寸。

太冲

近治作用：治疗下肢痿痹等。
远治作用：治疗头目病证；肝胃病证；妇科病；前阴病。
特殊作用：治疗神志疾患。

近治作用：治疗头痛、耳鸣耳聋。
特殊作用：治疗小儿惊风。

针尖微向下，向鼻尖方向斜刺0.8~1.2寸。

风池 风池
1寸 1寸

直刺0.5~0.8寸

行间

主治：中风、头痛、感冒等内外风疾患；颈项强痛。

近治作用：治疗足趾麻木。
远治作用：治疗前阴病、妇科病。
特殊作用：治疗目赤肿痛等肝经风热疾病；急性腰扭伤。

主治：腰腿疾患。

直刺2~3寸

1/3 2/3

环跳

足厥阴肝经

足少阳胆经